DE LA MALADIE PHYLLOXÉRIQUE

ET DE

SON TRAITEMENT PHYSIOLOGIQUE

A L'AIDE

DU DROSOGÈNE

PAR

Le Docteur C.-L. COUTARET

CHIRURGIEN EN CHEF DE L'HOSPICE DE ROANNE (LOIRE)
MÉDECIN DE LA MAISON D'ARRÊT
MEMBRE DE LA SOCIÉTÉ ACADÉMIQUE DE LA SEINE-INFÉRIEURE
DE LA SOCIÉTÉ MÉDICO-CHIRURGICALE DE LIÈGE
DE LA SOCIÉTÉ DES SCIENCES MÉDICALES DE LYON
LAURÉAT DE L'INSTITUT

> La conjecture inductive précède l'expérience; mais c'est à celle-ci qu'il appartient de décider en dernier ressort.
>
> TYNDALL.

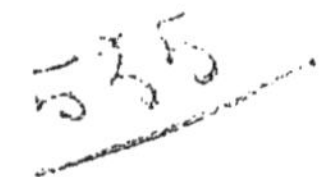

PARIS

G. MASSON. ÉDITEUR

LIBRAIRE DE L'ACADÉMIE DE MÉDECINE

120, Boulevard Saint-Germain, en face de l'École de Médecine

M DCCC LXXX

DE LA

MALADIE PHYLLOXÉRIQUE

293-80. — CORBEIL, Typ. et stér. CRÉTÉ

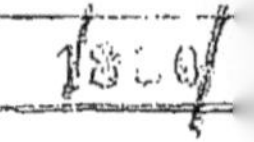

DE LA MALADIE PHYLLOXÉRIQUE

ET DE

SON TRAITEMENT PHYSIOLOGIQUE

A L'AIDE

DU DROSOGÈNE

PAR

Le Docteur C.-L. COUTARET

CHIRURGIEN EN CHEF DE L'HOSPICE DE ROANNE (LOIRE)
MÉDECIN DE LA MAISON D'ARRÊT
MEMBRE DE LA SOCIÉTÉ ACADÉMIQUE DE LA SEINE-INFÉRIEURE
DE LA SOCIÉTÉ MÉDICO-CHIRURGICALE DE LIÈGE
DE LA SOCIÉTÉ DES SCIENCES MÉDICALES DE LYON
LAURÉAT DE L'INSTITUT

> La conjecture inductive précède l'expérience; mais c'est à celle-ci qu'il appartient de décider en dernier ressort.
>
> TYNDALL.

PARIS
G. MASSON, ÉDITEUR
LIBRAIRE DE L'ACADÉMIE DE MÉDECINE
120, Boulevard Saint-Germain, en face de l'École de Médecine

M DCCC LXXX

PRÉFACE

Toute doctrine scientifique repose sur l'observation et l'interprétation des faits. Si elle est vraie, ses bienfaits sont immédiats ; elle s'impose. Si, au contraire, elle s'appuie sur des bases fragiles, son règne est éphémère, et sa ruine prochaine.

Tous, nous obéissons, souvent sans nous en douter, à un courant dominant d'idées philosophiques ou religieuses, qui impriment une impulsion fatale aux actes de notre existence.

L'histoire de l'humanité nous montre la puissance et la suprématie des idées doctrinales.

Chaque étape de l'homme vers le progrès est marquée par une conception plus large et plus grandiose de la Divinité.

L'art de gouverner les nations se perfectionne lentement, en même temps que les peuples ont mieux conscience de leur force et de leur dignité.

Les sciences morales, économiques et sociales

ont progressé à leur tour, à mesure que l'individu s'est formé une opinion plus juste de ses droits et de ses devoirs.

En médecine, la science expérimentale par excellence, les idées doctrinales n'ont dominé la thérapeutique, qu'après un règne longtemps despotique d'un empirisme nécessaire et utile, mais inconscient et désordonné.

La physiologie, la chimie et l'anatomie ont éclairé d'une vive lumière les phénomènes biologiques. Aujourd'hui qu'il est permis de synthétiser les documents des siècles psssés ; et que les découvertes des savants modernes ont déchiré le voile, qui nous dérobait les lois éternelles de la création, nous fouillons profondément les secrets de la mort, qui nous révèlent les mystères de la vie.

Après avoir touché à tous les points de la boussole, le vent s'est tourné franchement aux doctrines de M. Pasteur. La spontanéité morbide a fait son temps. Elle ne suffit plus, pour donner raison de la santé et de la maladie. Ce grand inconnu, si commode aux esprits troublés par les exigences du positivisme, est sapé par la base, à chaque apparition, sous le champ du microscope, d'une bactéridie ou d'un microphyte, jouissant de propriétés infectieuses bien déterminées.

La connaissance de ces organismes inférieurs, si énergiques dans leurs effets, est le but le plus ardemment poursuivi par les nouvelles générations scientifiques.

Un grand pas est fait dans cette voie, où nous avons trouvé la clef des épidémies redoutables, qui déciment les hommes et les animaux.

Le même génie pernicieux pèse de toute sa puissance destructive sur le règne végétal.

La loi de ce génie du mal et de la mort est une et simple, comme toutes celles qui régissent la nature.

Le retour à la vie inorganique s'opère par l'intermédiaire des infiniment petits, qui dissocient les éléments organisés, pour les convertir en matière inorganique. Ces agents de métamorphose atomique sont prévus, pour prévenir l'intoxication de la décomposition putride.

Tant que les corps vivants, tant que le sol luimême jouissent intégralement de leur force vitale, l'œuvre de transformation moléculaire s'accomplit infatigable et incessante, sans que l'harmonie soit troublée. Mais, dès que les forces vives de la terre et des êtres organisés sont altérées ou taries par la soustraction ou l'épuisement de leurs éléments constitutifs, ils deviennent la proie des sporules et des microbes, qui, possédant les germes de la destruction, donnent naissance aux infections et aux septicémies.

Je suis loin de prétendre que tous les terrains épuisés, malsains, misérables deviennent des foyers d'infection. Pour que le mal s'y implante, il faut un germe. Si le germe n'est pas apporté, le sol aura beau être le plus riche du monde en misères de toute sorte, le mal n'y naîtra pas. Mais, sitôt que le germe y est déposé, le processus pathogénique s'enraye avec la plus grande difficulté.

Le germe infectieux est doué d'une prodigieuse vitalité, et procède à ses évolutions successives dans tous les milieux propres à son développement. Ceux que l'épuisement et la misère rendent incapables de réaction, comme aussi ceux qui sont pleins de vie et de santé, deviennent la proie du fléau, et subissent son joug fatal.

Les maladies infectieuses et virulentes des hommes, des animaux et des végétaux dérivent de ce seul et unique principe, posé par M. Pasteur : *L'influence funeste de certains organismes microscopiques.*

Déjà, le charbon et la pébrine ont livré le secret de leurs bactéridies et de leurs corpuscules ; et les pionniers de la science marchent sans repos vers de nouvelles découvertes. Hier, MM. Toussaint et Pasteur nous faisaient assister à la culture du microbe du choléra des poules. Plus récemment, M. Armauër Hansen, médecin en chef, inspecteur du service de la lèpre, à Bergen, trouvait les bâtonnets du *Bacillus Lepræ*, inclus dans les cellules provenant des tubercules cutanés des lépreux.

Les germes spéciaux de toutes les infections seront

à leur tour découverts et cultivés. On déterminera les conditions de leur existence, leur mode de transmissibilité ; et on déchirera les derniers voiles qui nous obscurcissent les causes de ces maladies si variées et si pernicieuses.

La conjecture inductive, dit Tyndall, précède l'expérience ; mais c'est à celle-ci qu'il appartient de décider en dernier ressort.

Aussi, devons-nous faire les plus grands efforts pour ne pas nous écarter des principes rigoureux de la méthode expérimentale.

L'étude comparée des travaux de nos devanciers et les expérimentations positives, publiées depuis dix ans sur le phylloxera, ont puissamment aidé à nos recherches personnelles. La synthèse concise et impartiale d'un nombre considérable de documents épars n'est pas le moindre attrait de ce volume. Elle m'a conduit à des conclusions sévèrement logiques, souvent inattendues, et entourées des plus sérieuses garanties.

La physiologie végétale, par exemple, et l'anatomie pathologique des vignes phylloxérées m'ont fourni des éléments d'étude, et m'ont permis d'éclairer la marche du mal dans l'arbuste. La connaissance intime des phénomènes de la sève descendante m'a expliqué la production des nodosités phylloxériques, en même temps qu'une observation plus attentive des fonctions de la face inférieure des feuilles m'a inspiré l'idée neuve et féconde, d'atteindre le puceron et les spores mycéliaux par cette voie directe et certaine.

La méthode expérimentale dirige l'esprit vers la recherche des causes premières. Appliquée à la maladie phylloxérique, elle m'a fait aboutir, par voie de déductions scientifiques, à la doctrine des germes, qui domine la pathologie générale.

Je l'ai développée dans ce livre, sous le nom de théorie mycéliale de la maladie phylloxérique ; il ne faudrait pas croire que ce soit une théorie purement spéculative. Elle nous ouvre au contraire de larges horizons, et nous vaut l'intelligence plus parfaite de l'origine du fléau, de ses progrès et de son traitement.

Il ne me répugne pas d'avouer que j'avais été séduit, tout d'abord, par la théorie de l'origine américaine du phylloxera. Soutenue par des hommes éminents et convaincus, cette hypothèse se présentait comme une vérité irréfutable ; et cependant, si elle est erronée, elle devient essentiellement dangereuse, au moins comme application générale et définitive à la viticulture.

L'analyse rigoureuse des faits, leur comparaison raisonnée, leur accouplement méthodique concluent à la fragilité de cette hypothèse. La théorie mycéliale la bat en brèche et la renverse de fond en comble. Aujourd'hui, je ne crois plus à l'origine américaine du fléau, et je suis bien plutôt disposé à accuser notre puceron toxiphore, d'avoir importé l'infection dans le nouveau monde.

La doctrine des germes éloigne l'idée d'un spécifique. Elle exige la recherche délicate des indications précises, et comporte une thérapeutique nouvelle et complexe.

Il serait prématuré de considérer la question comme jugée, mais j'ai la ferme conviction d'avoir frayé la route vers la solution du problème.

Si ce n'est pas encore la vérité tout entière, c'en est assurément l'aurore.

Connaître la cause de la maladie phylloxérique, c'est connaître les indications thérapeutiques, et préparer les moyens de triompher du plus redoutable des fléaux, qui aient jamais frappé notre agriculture.

Dr COUTARET.

Roanne, 4 mars 1880.

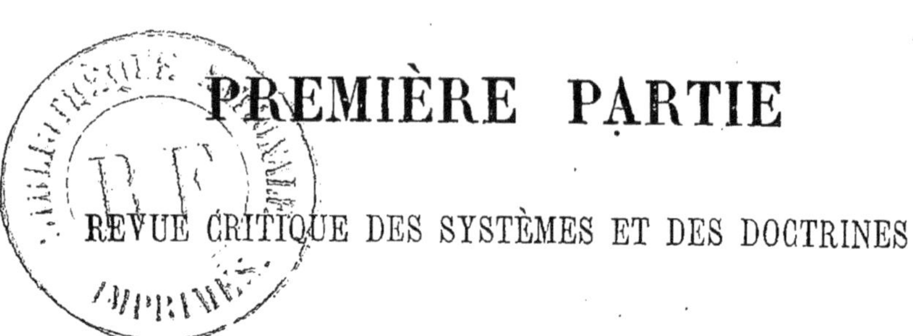

PREMIÈRE PARTIE

REVUE CRITIQUE DES SYSTÈMES ET DES DOCTRINES

Pendant l'été de l'année 1878, le bruit se répandit à Roanne, que le phylloxera avait fait son apparition dans nos vignobles. Cette nouvelle gagna les campagnes et y sema l'épouvante.

On s'empressa d'appeler des savants habitués à voir de près le terrible puceron. MM. Crolas et de Sainte-Marie se mirent avec une extrême obligeance à notre disposition ; ils visitèrent les localités suspectes, et déclarèrent, que nous n'avions pas le phylloxera.

Invasion de Perreux en 1879.

Nous vivions dans cette douce quiétude, insouciants du danger, lorsque, vers la fin d'août 1879, M. Durand, propriétaire à Pradines, vint m'annoncer qu'il avait découvert des taches près de sa commune.

Je m'empressai de les visiter ; et nous dûmes reconnaître ensemble, que le mal était plus grand et plus grave que nous l'avions supposé. C'était bien le phylloxera, qui s'étendait déjà sur les territoires de Perreux, Saint-Vincent, Boisset et Regny : sept kilomètres en longueur, sur trois en largeur.

Ces vignes sont relativement nouvelles; la plupart d'entre elles datent à peine de trente ans. Elles ont été presque toutes plantées sur défrichement de chêne, dans un sol assez riche, pin plein de cailloux roulés, peu profond et reposant sur l'argile.

La maladie s'y rencontre à tous les degrés : ici, des parties complètement détruites ; là, des taches, où la vigne pousse de courts rameaux et dépérit ; ailleurs enfin, des ceps vigoureux et chargés de fruits, dont les racines sont couvertes de pucerons. L'oïdium n'est pas gêné par ce voisinage ; les deux fléaux marchent de pair.

Le comité de surveillance de l'arrondissement a immédiatement procédé aux études et recherches ordonnées en pareil cas. On va mettre en œuvre les moyens thérapeutiques prescrits par les règlements. Je n'ai qu'à approuver ce zèle et cette activité, et à encourager les mesures prises pour la défense de nos intérêts les plus chers. Le sulfure de carbone sera prodigué sur les points malades et sur la zone de protection. Les frais de ce traitement seront supportés par l'État. C'est très bien.... Seulement, j'ai la douloureuse conviction, que ces nobles efforts resteront vains ; le mal ne sera pas enrayé.

Lorsque, théoriquement, j'étais persuadé, qu'une

légion d'aptères ailés s'abattait, poussée par le vent, sur une région forcément limitée, je croyais qu'elle y séjournait au moins pendant trois années, avant que de donner naissance à de nouvelles femelles ailées, destinées à propager le mal au loin. J'estimais que la contagion par approche devait se faire avec une certaine lenteur.

J'en concluais, qu'il était possible de juguler le fléau; et, dût-on faire périr la vigne, de détruire sur place toute la colonie, avant qu'elle ait puisé une nouvelle vie par l'éclosion des insectes sexués. Je savais qu'on se flattait d'avoir obtenu ce résultat sur deux ou trois points de l'Auvergne et de la Suisse ; et j'étais disposé à attendre la même efficacité d'un traitement aussi énergique dans nos pays. Pour cela, j'appliquais mon attention à recueillir les moindres renseignements, afin de signaler le phylloxera, dès sa première apparition.

Mais, depuis que j'ai visité les vignobles phylloxérés de l'arrondissement de Roanne ; depuis que j'ai constaté leur étendue, leur situation isolée sur des points fort éloignés les uns des autres ; les trois degrés de la maladie réunis dans le même champ ; et le peu de temps qui s'est écoulé depuis l'invasion probable, j'ai perdu tout espoir.

Quand je songe que, l'an passé, la récolte était belle ; que rien n'avait sérieusement fait pressentir la présence de l'insecte ; et qu'aujourd'hui, il s'y trouve à tous les âges et sur plusieurs communes à a fois, mes idées théoriques sont bouleversées, et s'appuient malaisément sur l'évolution classique du puceron.

Il y a dix ans que le phylloxera a fait son apparition dans les vignobles de l'Europe. Sa marche a été progressive et continue ; rien ne l'arrête. Il avance à pas de géant.

Résumé des désastres en France depuis dix ans.

Les vignes de France représentent un capital énorme qui s'élève à 15 milliards environ. C'est un revenu pour la viticulture de 1,500 millions ; pour l'industrie et le commerce, de 340 millions ; et pour le trésor public, de 360 millions.

A la fin de l'année 1879, 41 départements seront atteints par la maladie. Excepté la Champagne, tous les vignobles de notre pays seront envahis ou menacés. La progression ascendante du fléau est formidable.

En 1877, on comptait en hectares de vignes complètement détruits	288,000 h.
En 1878	370,900 h.
En 1879	455,900 h.
Sans parler des hectares de vignes malades et non encore détruites, qui s'élèvent à	250,000 h.

Près de 800,000 hectares de vignes françaises dévastées en moins de dix ans par le phylloxera ! On n'y croirait pas, si le compte-rendu officiel n'était là, pour nous rappeler à la triste réalité.

Chaque jour de nouvelles contrées sont atteintes : hier, c'était le midi, aux chaleurs torrides ; aujourd'hui, c'est le tour de notre région du centre aux saisons tempérées ; demain, on poussera le cri d'alarme dans un département plus avancé vers le Nord. La nature des terrains, l'excellence et la vigueur des cépages, la chaleur et l'humidité du sol, rien ne met obstacle à cette marche envahissante. C'est une calamité publique, une immense ruine.

Les viticulteurs les plus distingués, les praticiens les plus expérimentés, les savants les plus éminents, ont associé leurs efforts. Les recherches sont entreprises sur tous les points du territoire. La Chambre des députés, la Société nationale d'agriculture, les commissions départementales, ont fait assaut de zèle, de vigilance, de sacrifices. L'État prodigue sa puissante initiative, ses encouragements, son argent. Ces efforts suprêmes restent stériles; et le fléau poursuit impitoyablement ses ravages.

TRAITEMENTS PRÉCONISÉS. — Parmi les mille moyens préconisés contre le phylloxera, trois systèmes seuls ont survécu, parce qu'ils ont donné des résultats partiels : la submersion, les insecticides et les cépages américains. Il est important de signaler leurs bienfaits, et de préciser en même temps les limites de leur efficacité.

A. *Submersion*. — La submersion a été pour la première fois mise en pratique par M. Faucon de Graveson, sur son domaine du Mas de Fabre. L'irrigation bien conduite tue le phylloxera, permet de conserver la vigne et de fournir à l'aide de fortes fumures des résultats avantageux. Comme M. Faucon, MM. Gaston Bazille, Castelnau, Médard, Teis- Submersion.

serenc, Paulou, Reich, etc., ont obtenu par ce moyen des rendements rémunérateurs.

La submersion est un remède très sérieux, dont le canal projeté du Rhône fera bénéficier tout le bas Languedoc. Malheureusement, on n'a pas toujours à sa disposition d'immenses réservoirs; l'eau ne peut atteindre tous les niveaux; et ce système de traitement, tant bon soit-il, devient nécessairement d'une application restreinte.

Encore, n'est-elle pas d'une efficacité absolue. Dans la séance de l'Académie des sciences, du 7 juillet 1879, M. Dumas a prononcé quelques mots, qui démontrent son impuissauce : « Il reste dans le sol des bulles d'air attachées aux parcelles solides, ou confinées dans quelques cavités. Ces bulles ou provisions d'air peuvent suffire à l'existence du phylloxera pendant l'hiver. Le printemps venu, l'insecte se multipliera ; et en été son apparition sera visible aux yeux des moins exercés. »

Il est aujourd'hui parfaitement démontré, que, si le puceron n'est jamais entièrement détruit par la submersion, on obtient par l'application annuelle de ce procédé des récoltes rémunératrices, qui le recommandent auprès des vignerons.

M. le Dr Coste croit que l'eau en hiver raffermit les racines, et leur fournit les qualités, qui distinguent les vignes américaines des vignes françaises. L'immersion modifie d'ailleurs d'une manière analogue les tissus de tous les végétaux; suffisamment prolongée, elle assure la conservation des bois, en donnant à l'aubier la consistance des parties ligneuses.

Pendant le congrès viticole de Nîmes, en septembre 1879, M. Touchard-Verdier a constaté que la submersion a fort bien réussi dans le Gard, comme dans Vaucluse et dans l'Herault, toutes les fois qu'elle a été entreprise dans de bonnes conditions. Les échecs tiennent à une trop grande perméabilité du sol, à un volume d'eau insuffisant, et parfois aussi à la difficulté de se débarrasser de l'eau après l'opération, et d'égoutter suffisamment le sol. C'est à ces trois points qu'il faut parer. Il est nécessaire, pour que la submersion soit efficace, que sa durée soit de trente cinq à quarante jours, en automne ; et de quarante-cinq à cinquante jours, en hiver, sans interruption aucune. On commence à submerger, lorsque les sarments, complètement mûrs, sont bien aoûtés, ce qui a lieu généralement vers le 1er novembre. Une opinion, particulière à M. Touchard-Verdier, est que la submersion n'épuise nullement le sol ; et que, au contraire, loin de l'appauvrir, elle l'enrichit souvent.

Tel est le bilan de la submersion : procédé excellent, quand il peut être mis en pratique, il n'a pas la prétention de se généraliser. **Insecticides.**

B. *Les insecticides.* — Aussitôt qu'on eut découvert la nature parasitaire de la maladie de la vigne, la première idée, qui se présenta à l'esprit, fut de tuer le puceron avec des insecticides.

On peut dire que tous les insecticides connus ont été proposés et essayés, soit par les particuliers, soit par les grandes commissions académiques. A Montpellier, la commission de l'Hérault ouvrit un vaste champ d'expériences, au Mas de la Sorès; et là, comme ailleurs, on suivit avec une vigilante attention les résultats du traitement.

Aujourd'hui, l'épreuve est faite : il n'y a que le sulfure de carbone, et un de ses composés, le sulfo-carbonate de potasse, qui remplissent convenablement les indications. M. Thénard a proposé le sulfure de carbone; et M. Dumas, le sulfo-carbonate.

Sulfure de carbone.

L'expérience a démontré que le sulfure de carbone ne peut être utilisé dans tous les terrains. Dans les sols formés par de l'argile très compacte et sans cailloux, l'insecte chemine avec lenteur. C'est seulement pendant les grandes chaleurs, qui fissurent le sol, que le parasite peut se frayer un passage souterrain. Ces terres sont peu favorables à la dissémination du phylloxera, et elles le sont encore moins, à la dissémination des toxiques.

Des expériences physiques et scientifiques inattaquables ont prouvé mathématiquement, que, dans ces conditions, le sulfure de carbone injecté dans le sol, fait en grande partie retour à l'air par le plus court chemin, c'est-à-dire par le trou du pal, sans se diffuser préalablement dans l'atmosphère souterraine (Mounier).

Pour une raison inverse, les vignes plantées dans un sol peu profond, reposant sur l'argile ou sur le rocher, et composé en majeure partie de cailloux plats ou roulés, opposent au pal une résistance presque invincible. Le sulfure ne peut pas le pénétrer, et n'y produit aucun effet utile.

Dans les sols sablonneux très légers, comme aussi dans les sols poreux et calcaires, le sulfure ne reste que fort peu de temps dans les régions souterraines. Il s'évapore rapidement dans l'air, surtout pendant les chaleurs, et ne donne pas de résultats sérieux.

Pour parer à ces inconvénients, M. Denis Mounier, professeur à l'Université de Genève, a eu l'idée ingénieuse d'employer l'anhydride sulfureux, préparé en grand par MM. Raoul Pictet et Cie de Genève. Cette composition est bien plus fixe que le sulfure de carbone ; elle donne des résultats merveilleux dans les sols compactes; mais elle reste impuissante dans les sols légers et poreux, parce que l'air extérieur rentre en terre, à mesure que l'oxygène est absorbé par l'acide sulfureux.

C'est alors que M. Mounier pensa d'associer à l'anhydride sulfureux les hydrocarbures légers, ou œthers de pétrole, la Néoline, qui dissout l'anhydride sulfureux sans décomposition appréciable. La diffusion dans le sol de ce mélange est excessivement prompte, et son action a une longue durée. Malheureusement, le phylloxera continue ses ravages dans les régions traitées par ce procédé, et ce traitement coûte 5,500 fr. par hectare !

Nous voici donc fixés sur un premier point : Les insecticides volatils en général, et le sulfure de carbone en particulier, sont, pour diverses causes, impuissants :

1° Dans les terrains, à argile compacte ;

2° Dans les terrains, composés en grande partie de cailloux plats ou roulés ;

3° Dans les terrains sablonneux et très légers;

4° Dans les sols poreux calcaires.

Causes des insuccès du sulfure.

Les terres favorables à l'action du sulfure de carbone forment heureusement la grande majorité des terrains de vignes. Depuis dix ans, on a prodigué le sulfure sous toutes les formes, à toutes les doses et à l'aide des procédés les plus perfectionnés. L'expérience est faite et proclamée dans les feuilles publiques, et du haut des tribunes académiques. Nous n'avons qu'à relever les observations et à les présenter avec méthode.

En premier lieu, il paraît que certains phylloxeras échappent fatalement, par leur position, à l'action du sulfure de carbone. M. de la Vergne, et bien d'autres expérimentateurs après lui, ont constaté, que le sulfure de carbone est impuissant contre les pucerons qui vivent et se reproduisent au bas de la tige des ceps, et contre ceux qui stationnent dans la couche ameublée du sol.

Ensuite, il est à peu près impossible de tuer tous les phylloxeras avec l'injection la plus intelligemment conduite. Il en reste toujours quelques-uns, qui avec leur prodigieuse fécondité régénèrent la colonie, et reparaissent plus terribles au printemps suivant.

Le 7 juillet 1879, j'ai visité avec M. Crozier président, et M. Dupuy secrétaire du comité de vigilance de Montbrison, une vigne phylloxérée, à Saint-Romain le Puy. Cette vigne très vigoureuse, placée dans un sol propice, semblait n'être qu'à sa seconde année d'invasion. Le sulfure y avait été injecté, sous les yeux du comité, par les habiles moniteurs du PLM, un mois environ auparavant. On ne l'avait pas ménagé ; et le coup avait été si rude, que la végétation de la vigne s'était brusquement arrêtée. Je crois même, que quelques grands arbres, âgés de plus de dix ans, avaient été touchés mortellement. Les habitants du pays n'avaient pas de lazzis assez mordants, ni de sarcasmes assez amers, pour témoigner de leur désapprobation. Le sulfure tue tout ce qu'il touche, plantes et vermines. Il doit être administré avec prudence et sagacité, si on ne veut pas que le remède soit pire que le mal ; mais il ne tue pas tout.

Néanmoins, les ceps avaient résisté, et tout faisait espérer que les pucerons avaient été foudroyés jusqu'au dernier. Eh bien! non. Dans l'espace de dix minutes, nous en avons découvert plusieurs, pleins de vie, sur les racines profondes.

Pauvre résultat! qui explique l'incrédulité, les préventions et même l'opposition des paysans. Ils n'augurent rien de bon d'un traitement par le fait inefficace, qui compromet immédiatement la vie de la vigne elle-même.

Leur résistance s'est quelquefois tournée en révolte ouverte. En Savoie, les habitants de Saint-Jeoire et de la Boissirette ont poursuivi les ouvriers injecteurs, et brisé les barils de sulfure de carbone. Dans une commune des environs de Dijon, les vignerons, le maire et les adjoints en tête, ont chassé par la force les moniteurs chargés de faire opérer le traitement des taches. Partout ailleurs, les paysans, qui reculent devant les voies de fait, ne se laissent faire, qu'à leur corps défendant. Ce n'est pas que je les approuve ; je constate un fait déplorable, qui est peut-être la critique illégale, mais vraie, d'une méthode appelée à être plus pratiquement réglementée.

M. Henri Marès, de Laussac, a analysé avec la plus grande exactitude les essais entrepris sur ses vignes, et ceux tentés au Mas de la Sorès; et il a parfaitement exposé cette partie du problème.

Dans un traitement parasiticide, on doit tenir compte de la valeur vénale des vignes et de celle du vin dans chaque pays. Si le traitement n'est pas rémunérateur, il sera fatalement abandonné. Le calcul et le bon sens des propriétaires en feront justice. Telle pratique sera bonne pour le Bordelais ou la Bourgogne, où le vin se vend cher, qui sera délaissée à Roanne, par exemple, où la moyenne du prix du vin ne s'élève pas à plus de 25 à 50 francs l'hectolitre. Aussi, M. Marès a-t-il conclu à l'impossibilité de reconstituer un vignoble commun avec le sulfo-carbonate ou le sulfure, a raison surtout du prix élevé d'un traitement, poursuivi pendant plusieurs années par ces moyens.

M. A. Pelliot, président du comice agricole de

l'arrondissement de Toulon (Var) n'est pas moins convaincu. Le sulfure de carbone, dit-il, est un puissant toxique; mais il faut l'appliquer dès le début. Les applications doivent être répétées, si on veut aboutir à un succès. Il est urgent d'y revenir annuellement trois fois, et dans beaucoup de cas, de dépenser plus que ne peut rendre la terre. On pourra l'employer avec avantage dans les vignobles, dont les produits sont vendus à des prix élevés; et surtout au début, dans les vignes en chaintre, c'est-à-dire à grand espacement.

Prix de revient de ce traitement.

MM. Halna du Fretay, inspecteur général d'agriculture, Barral, directeur du journal d'agriculture et Gaston Bazille ont établi le prix moyen du traitement par le sulfure de carbone. Ils l'estiment à 700 et 720 francs par hectare, à deux traitements seulement par an, en y comprenant les engrais, sans lesquels il ne produit que des résultats incomplets. Engager, dit M. G. Bazille, un propriétaire, dont le vignoble est fortement envahi, à recourir à l'emploi du sulfure de carbone, c'est le pousser à une ruine presque certaine. On espère chaque année anéantir l'ennemi; et l'année d'après, apparaît une nouvelle lignée d'insectes. On recommencera à grands frais, sans plus de profits. Chaque fois, les résultats sont incomplets; c'est un rocher de Sisyphe, qui finit par écraser le pauvre martyr condamné à le rouler.

Vainement on lit sur les journaux, et on entend dans les congrès, des panégyriques pompeux et enthousiastes; le résumé général est désespérant M. de Mortillet ne croit plus à l'avenir pratiqu des insecticides. MM. Faucon, Bazille et Despetits au congrès viticole de Carpentras, ont déclaré : qu parmi les vignes malades et traitées par les insecti cides, qu'ils ont eu à examiner, ils n'en ont pa trouvé une seule, qui fût revenue à la santé, d manière à donner les mêmes récoltes qu'aupara vant.

Sulfo-carbonate de potassium.

C'est la conclusion, qu'on peut tirer des diver rapports publiés par la compagnie PLM, et de ceu qui nous arrivent des commissions départementales Le sulfure de carbone est impuissant à détruire l phylloxera, qu'il soit emprisonné dans les cube Rohart, ou distribué à l'état libre, à l'aide des pals Il faut y revenir chaque année, et l'aider par d'ab n dantes fumures. Nos vignes ne peuvent pas suppor ter cette surcharge de dépenses.

Ces critiques portent aussi bien sur le sulfure d carbone que sur le sulfo-carbonate de potassium. S les insecticides doivent réussir contre le phylloxera le sulfo-carbonate de potasse est le plus énergique d tous. Il est soluble dans l'eau, se manie sans danger et s'administre à toutes doses.

Sa création est un trait de génie. On réclamait u insecticide irrésistible; on signalait en même temp les dangers pour les hommes et les plantes du sul fure de carbone pur. Aussitôt, le plus illustre de chimistes de cette époque, notre grand Dumas, in vente, pour ainsi dire de toutes pièces, une combi naison saline, et indique un procédé économique pour le fabriquer. Il eût pu dire aux vignerons : « Vous me demandez, pour sauver vos vignes, un insecticide d'une puissance inconnue jusqu'à ce jour? Eh bien! je l'ai créé, et je vous le donne. Employez le sulfo-carbonate de potasse. Si ce moyen héroïque ne réussit pas, vous vous êtes trompés sur la véritable cause de la maladie. »

Il n'a pas prononcé ces paroles prophétiques ; mais quand on s'est plaint derechef, que ce remède était impuissant, il a eu raison de proclamer du haut de l'Académie : « Le rôle de la science est terminé... » Cette phrase est grave, tombée de cette bouche autorisée ; mais elle est vraie. Jamais le succès n'avait paru si prochain; jamais l'échec n'avait été plus manifeste.

Ses qualités et ses défauts.

M. Rommier nous en fournit l'explication. Le sulfo-carbonate de potassium possède deux précieuses propriétés : introduit dans le sol, il se décompose en quarante-huit heures, au plus ; le sulfure de carbone et l'hydrogène sulfuré se dégagent peu à peu, tuent les parasites, et il reste un engrais de potasse, nécessaire à la végétation de la vigne. Cet engrais est un carbonate alcalin, qui jouit d'une autre vertu, à laquelle on n'a pas prêté assez d'attention ; il dissout l'enduit graisseux, qui enveloppe le phylloxera et le protège. M. Mouillefert, l'ardent propagateur de ce traitement, a mis en relief ces avantages. Mais, il ne peut répondre aux objections de M. Rommier. 100 kilogrammes de sulfo-carbonate n'ont réellement d'utile, que 20 kilogrammes de potasse et 16 à 17 kilogrammes de sulfure ; c'est-à-dire, des produits qu'il est facile de se procurer pour 20 francs ; au lieu de les payer 50 francs, en achetant le sulfo-carbonate.

Il est également logique d'admettre avec M. Rommier, que certains terrains supportent mal un excès de potasse. Je ne suis point étonné, que des vignes, traitées depuis trois années par les sulfo-carbonates, quoique vertes, soient rabougries, et paraissent végéter dans un sol épuisé par de longues récoltes. Beaucoup d'entre elles sont improductives, malgré une double application de l'insecticide, faite dans l'année.

On en voit des exemples à Cognac, chez MM. Thibaud, E. Martelle, Jules Robin, Moullon ; — dans le Médoc, chez MM. de Georges, comte de Lavergne ; — à Metzell, près de Clermont-Ferrand ; — dans l'Hérault, chez MM. Henri Marès, Jules Maistre ; — et au Mas de la Sorès.

Ce traitement exige 10 litres de liquide par mètre carré, et 40 à 50 grammes de sulfo-carbonate par litre ; soit 1,000 hectolitres, ou 400 barriques d'eau à l'hectare ; et l'opération est renouvelée deux fois par an !

Le rapport de M. Vimont, au nom de la commission internationale du phylloxera, donne raison à M. Rommier contre M. Mouillefert. Enfin, les particuliers, les commissions, l'État, se sont prononcés contre lui. Le sulfure de carbone est à peu près seul employé aujourd'hui. La science a tenu sa promesse ; mais elle n'est pas responsable de l'insuccès, parce qu'on l'a égarée dans une fausse voie.

Pour ajouter à ce lugubre historique, je citerai l'impression décourageante, qui s'est manifestée parmi les membres du Congrès de Montpellier, à la fin de l'année 1878. Là, se trouvaient réunis les plus illustres viticulteurs de France. Ils n'ont emporté du congrès, que la constatation d'un mal, qui grandit et s'étend, et le sentiment d'impuissance à s'en rendre maîtres, et même à le combattre avec succès.

Je ne puis mieux terminer cette revue critique, qu'en citant les paroles de M. Dumas, dans la séance du 7 juillet 1879, à l'Académie des sciences, paroles qui démontrent définitivement l'inefficacité des insecticides : « ..... Les insecticides auront pu ne pas pénétrer dans toutes les parties envahies ; d'où l'éclosion de quelques œufs épargnés..... Mais sauver deux ou trois récoltes, et gagner deux ou trois ans, en pareil cas, c'est important ; et ça peut devenir décisif, si, dans l'intervalle, on découvre des moyens de destruction meilleurs. »

Il est donc reconnu bien difficile, si non impossible, de parer à des incidents susceptibles de se produire ; et comme le disait M. Gaston Bazille, au congrès de Montpellier, en septembre 1878: « Ne resterait-il qu'un phylloxera, ce serait un de trop ; car bientôt après, il y en aurait des milliers. »

Aussi, nous constatons quatre objections graves et

absolument défavorables à l'emploi du sulfure de carbone et des sulfo-carbonates :

1° Il existe quatre espèces de terrains, dans lesquels ils sont à peu près impuissants;

2° Les phylloxeras, qui siègent sur le collet de la racine et dans la couche ameublée du sol, échappent à leur action;

3° Le prix de ce traitement est trop élevé pour des vignes, produisant du vin commun;

4° Enfin, dans tous les cas, l'action des insecticides est incomplète, et impuissante à prévenir la propagation du fléau.

Malgré ces désavantages incontestables, et cette impuissance relative, le gouvernement n'a pas hésité à conseiller aux viticulteurs le traitement abortif par le sulfure de carbone; et il a sagement agi. Cette méthode tue au moins le $\frac{99}{100}$ des pucerons. La vigne revient à la vie, dès qu'elle est délivrée de tant d'ennemis, elle reprend de nouvelles forces, pour supporter une nouvelle invasion et un second traitement. La propagation, sans être enrayée, est ralentie. Retenons cet avantage, qui nous permettra d'attendre des procédés plus efficaces.

C. *Cépages américains.* — Il est difficile d'en faire l'historique impartial. Il y a tant d'intérêts divers engagés dans cette question, que les assertions les plus contradictoires ont été tour à tour avancées. Les espérances enthousiastes, les déceptions décevantes, les éloges passionnés, les critiques amères, se mêlent, se croisent, s'entrechoquent dans cette course folle vers le salut. Je vais essayer de débrouiller la vérité parmi les erreurs, et d'en retirer un enseignement profitable.

Théorie de l'origine américaine du phylloxera.

Depuis les travaux de MM. Laliman, Planchon et Girard, le problème semble résolu. Chacun à l'envi proclame comme un dogme.

1° Que le phylloxera nous vient d'Amérique;

2° Qu'il y existe depuis un temps immémorial;

3° Que les vignes américaines résistent à ses atteintes, tandis que les espèces européennes sont dévorées et anéanties par le puceron.

Si ces propositions sont vraies, les vignes françaises seront impitoyablement détruites, jusqu'à la dernière; c'est une question de temps. Parconséquent, le phylloxera n'a pas une origine européenne, puisque nos cépages ne sont pas résistants.

Par le fait, comme dit M. Gaston Bazille : « le phylloxera existe : donc il y a des cépages résistants. » S'il en était autrement, il y a longtemps que le dernier cep de vigne aurait disparu avec le dernier puceron. En Amérique, le phylloxera vit sur les vignes authoctones sans nuire à leur végétation; donc, il en vient. Remplacez les vignes françaises par des plants américains.

Voilà tout le secret de l'argumentation ; c'est écrasant de logique. Je n'en disconviens pas; mais je ne puis dissimuler, que ce ne soit pour moi un crève-cœur, d'entrevoir la disparition de nos excellents cépages. Il m'est impossible de me résigner à laisser souiller par les détestables espèces d'Amérique la qualité de nos vins si variés, si parfumés, si généreux et si goûtés du monde entier. Ce n'est pas, sans une profonde répugnance et sans une lutte acharnée, que je consentirai à mettre bas les armes devant l'ennemi.

Le dogme prêché par MM. Planchon et Girard séduit tout d'abord ; mais en l'étudiant avec plus d'attention, on reconnaît qu'il y a, entre cette doctrine et la vérité, des contradictions flagrantes. Je demande à les mettre en lumière, en puisant à pleines mains dans les assertions de mes adversaires.

M. Mouillefert a précisé la question : « Chaque fois que le phylloxera a fait son apparition dans une région, et que cette région était éloignée d'une autre région infestée d'une distance telle, qu'on ne peut admettre que l'insecte l'ait parcourue d'un seul coup, on a toujours trouvé la vigne américaine ou des cépages européens, venus de serres, de pépinières ou de vignobles phylloxérés. »

A l'appui de cette théorie, on a trié avec le plus grand soin six cas, que je m'empresse de soumettre à une sévère analyse.

1° Chez MM. Laliman et Chaigneau à Floirac, près Bordeaux, 1867.

2° Chez M. de Borty de Roquemaure (Gard), 1865.

3° Chez M. Van Babo, directeur de l'Ecole œnologique de Klosternemburg, près Vienne, 1868.

4° Au jardin anglais du parc royal d'Anaberg, près Bonn (Prusse), 1867.

5° Chez MM. Couanet et Thibaud, à Cognac, 1869.

6° A Pregny, près Genève, chez M. de Rothschild, 1874.

Dans ces six exemples, on dénonce la présence plus ou moins récente de plants américains suivie à deux, trois et quatre ans près, d'invasion phylloxérique aux alentours.

Objection contre cette théorie.

Si on lit attentivement ces six observations, on voit que tous les plants exotiques n'arrivaient pas directement d'Amérique. Quelques-uns étaient expédiés de Hanovre (3e fait) ; d'autres, d'Angleterre (6e fait) ; et on ne dit pas, si la maladie phylloxérique sévissait dans ces pays de leur dernière provenance. Par conséquent, pour le troisième et le sixième fait, il est impossible de démêler la vérité. L'éloignement empêche de les vérifier dans tous leurs détails ; ces observations sont incomplètes.

Le quatrième fait prouve moins encore. Vingt-quatre pieds de vignes américaines, envoyés en 1867, de Washington, au ministre d'agriculture, en Prusse, sous forme de boutures enracinées, ont été arrachées en 1874. On trouve sur leurs racines des phylloxeras, et c'est tout. Cette observation met en relief l'existence du phylloxera d'Amérique ; mais rien ne démontre, qu'il ne s'en trouvait pas en Europe, avant l'importation de ces vingt-quatre plants à Anaberg.

En France, l'étude est plus aisée et plus fructueuse. « M. Borty de Roquemaure reçoit des vignes d'Améque en 1862 (2e fait). En 1873, on les découvre *par hasard* intactes, grâce à leur résistance au phylloxera. Or, dans l'intervalle, depuis environ 1865, les vignobles de Roquemaure et de Pujaut étaient décimés par le puceron (Mouillefert). »

Je n'équivoquerai pas sur les mots : *par hasard*, introduits dans le récit ; mais je ferai observer qu'on s'est souvenu bien tard de ces plants américains, reçus en 1862. Pendant plusieurs années, on n'a pas invoqué la plus minime importation authentique de plants américains, pour expliquer l'apparition du fléau dans le nord du département du Gard et de Vaucluse. Alors, on se contentait de rappeler, qu'il avait existé autrefois une collection de vignes exotiques chez les frères Audibert, à Tarascon ; et que cette collection était détruite depuis longtemps. Je suis enchanté, pour la théorie contagioniste, qu'en 1873, c'est-à-dire huit ans après l'invasion du phylloxera chez M. de Borty, on ait découvert ces plants américains, grâce à leur résistance.

Cette indication tardive est fâcheuse, à tous les points de vue, puisque c'est justement sur le plateau de Pujaut, près Roquemaure, que la maladie a été découverte pour la première fois, en 1865 ; et où son existence a été généralement admise depuis cette époque.

Ce ne fut qu'en 1868, que M. Planchon, directeur de l'école de pharmacie de Montpellier, en fouillant à la loupe des racines de vignes malades à Saint-Rémy, aperçut le puceron. Il appela Rizaphis Vastatrix ce microscopique aphidien, qui devait si rapidement devenir célèbre, sous le nom de phylloxera.

Le fait de M. de Borty ne me paraît donc pas entouré des garanties nécessaires pour témoigner de l'origine américaire du phylloxera.

Ce qu'il y a de plus grave dans ce débat spécial, c'est qu'on semble écarter à dessein un fait concomitant, aussi digne de remarque. A la même époque, en 1865 et 1866, une vigne de Saint-Martin de Crau, située beaucoup plus bas, entre Arles et Salon, était détruite par l'insecte. Le 8 décembre 1867, M. Delorme en faisait une relation exacte au comité agricole d'Aix, sans connaître, il est vrai, à cette époque, la cause véritable de la maladie.

Là, point de plants américains à l'horizon ; et, pour rester dans les termes précis de la loi de contagion : « la région infestée était éloignée d'une distance telle de Roquemaure (70 à 80 kilomètres), qu'on ne peut admettre que l'insecte l'ait parcourue d'un seul coup. »

Ce fait est gênant pour les contagionistes ; aussi le laissent-ils prudemment dans l'oubli. Je n'ai pas les mêmes raisons, et j'insiste pour qu'on se le grave dans la mémoire. On trouvera l'historique impartial des premières apparitions du phylloxera en France, dans le compte-rendu des travaux du congrès agricole de Lyon, séance du 23 avril 1869, discours de M. Marès.

J'arrive au premier fait, celui autour duquel on s'est le plus agité, celui qu'on vous jette éternellement à la tête dans cette discussion d'origine, celui qui a servi de point de départ au patronage éclatant des cépages américains, celui enfin de M. Laliman de Floirac, près Bordeaux.

Je cède la parole à M. Nicollet : « Le fait de l'apparition du phylloxera dans la collection de M. Laliman restera toujours douteux, parce qu'il n'a pas été authentiquement signalé, à une époque antérieure à celle de la théorie phylloxérique. Les vignes américaines avaient été arrachées et enlevées de la collection ; et c'est sur leur ancien emplacement, que le phylloxera, nous dit-on, aurait paru, bien postérieurement. A l'époque où la constatation de la maladie a été faite dans cette collection, les vignobles voisins étaient envahis eux-mêmes. Il n'y a donc point de constatation sérieuse sur la question de l'antériorité et du point de départ. »

Le cinquième fait, le dernier qui nous reste à examiner, a trait à l'invasion phylloxérique dans le Cognaçais. C'est en 1873 et en 1875, que le puceron est définitivement reconnu chez M. Couanet et M. Thibaud, près de Cognac. Alors, on apprend que M. Ferand, pépiniériste, a reçu en 1867, trente plants de vignes américaines, provenant de l'État du Michigan, près du lac Erié ; et on en conclut : que le phylloxera à Cognac, est parti du jardin de M. Ferand. On n'a pas l'air de se douter, qu'au moment où il a été signalé, le mal avait déjà fait de grands ravages dans le Midi ; et que des causes multiples entraînent au loin la contagion.

Dans la science, il convient d'apporter une précision plus rigoureuse. Les six faits invoqués pour les besoins de la cause, sont loin de présenter les garanties exigées pour établir des déductions pratiques, aussi considérables que celles de l'origine américaine du phylloxera.

Ancienneté des collections de vignes exotiques en Europe.

Il ne suffit pas de fuir devant les objections, de s'envelopper dans sa dignité, et de s'écrier avec une apparence de conviction : « Les faits contraires à ceux énumérés ci-dessus étant de l'ordre négatif, ils ne peuvent les détruire. L'origine américaine du phylloxera est donc bien établie (Mouillefert). »

Cette origine américaine du phylloxera, qui vous est si chère, je la révoque énergiquement en doute ; et je m'appuie, pour étayer mes convictions, sur ces faits de l'ordre négatif, pour lesquels vous n'avez pas assez de dédain.

De temps immémorial, dites-vous, le phylloxera vit sur les vignes authoctones d'Amérique ?

De temps immémorial aussi, on fait en Europe des collections de vignes, indigènes et exotiques. Dans ces collections, les vignes américaines occupent le premier rang. Vous ne pouvez pas nier, qu'elles aient, dès le premier jour de leur importation, apporté avec elle le terrible Aphidien, puisqu'il n'en est pas une, qui en soit indemne dans sa patrie.

Comment se fait-il que le phylloxera ait attendu l'année 1865, pour accuser sa présence par les ravages, dont nous sommes victimes depuis dix ans seulement ?

Comment se fait-il que ce soit toujours en dehors

des collections, que l'on ait rencontré ses premiers débuts authentiques ?

Comment expliquez-vous, que le plus grand nombre de ces collections soient restées absolument indemnes, et les vignobles voisins, intacts ?

La célèbre collection du comte Odart, la grande collection du Luxembourg à Paris, et la collection de Dijon, pour ne citer que les trois plus importantes, n'ont pas propagé, que je sache, la maladie dans les vignes du bord de la Loire, sur les coteaux de Suresne, ni parmi les fins cépages de la Bourgogne. Le phylloxera arrive aujourd'hui dans la Côte-d'Or ; mais on a pu suivre pas à pas sa marche ascendante vers le Nord ; et il n'est entré dans l'esprit de personne, d'accuser la collection de Dijon de cette calamité.

Ce qui ressort de cette discussion désintéressée, c'est que le phylloxera a envahi certaines collections et certaines régions viticoles ; comme il a épargné, du moins jusqu'à ce jour, certaines autres collections et certaines autres contrées de vigne. Les plants américains, qui se trouvent dans toutes les collections, ne donnent pas plus le secret de l'invasion, que celui de l'immunité.

Le phylloxera a toujours existé ; c'est évident. A notre époque, il n'y a pas de créations nouvelles. Il a été décrit pour la première fois par un savant américain, en 1854, à titre de curiosité ; mais avant 1868, il était à peu près aussi inconnu en Europe que dans le Nouveau Monde. Les entomologistes les plus érudits l'ignoraient complètement.

On soutient, qu'il existait en Amérique de temps immémorial ; et en Amérique, seulement. Je soutiens avec autant de droit, qu'il a toujours existé également sur le Vieux Continent. Depuis 1865, il est devenu un fléau pour nos vignes ; c'est là malheureusement un fait, dont la cause nous échappe. Mais il est inutile d'embrouiller une question déjà si complexe par des hypothèses, qui ne reposent sur aucune donnée certaine.

Au lieu de faire plier les faits devant une théorie subtile, pourquoi ne pas simplement les observer tels qu'ils sont ? pourquoi ne pas admettre qu'il existe deux espèces de phylloxeras : celui d'Europe et celui d'Amérique ? MM. Planchon et Cornu ont fini, après de longues recherches, par découvrir quelques galles sur les vignes européennes, chez MM. Maurice Hennessy, Thibaud et Faucon. Ils se hâtent d'en conclure, que le phylloxera d'Amérique et celui de France, forment une seule et même espèce. Cette rareté des galles en Europe, au lieu d'être pour moi une preuve de la variation d'existence du même phylloxera, me confirme dans mes convictions dualistes. L'insecte américain vit mal en France ; c'est pour cela qu'il s'y reproduit difficilement, et qu'il ne pousse que très rarement des galles sur nos cépages français.

Ainsi vont les contagionistes, pour lesquels c'est une nécessité impérieuse de faire croire à l'origine américaine du phylloxera. Fidèles à leur doctrine, ils affirment, que si les vignes européennes n'ont pu s'acclimater en Amérique, c'est qu'elles y sont dévorées par le phylloxera. La première partie de cette proposition est à peu près vraie ; la seconde est parfaitement erronée.

Causes de la non acclimatation des vignes européennes en Amérique.

Et d'abord, il est faux de dire d'une manière absolue, que les vignes européennes n'ont pas pu s'acclimater en Amérique. De ce côté-ci des montagnes Rocheuses, elles n'ont pas rencontré un climat favorable à leur développement ; mais elles ont fort bien réussi en Californie, sur le versant du Pacifique.

La culture de la vigne en Californie (A. Sabatié de San-Francisco), devient chaque année de plus en plus importante. Les vins blancs et rouges s'en expédient en grandes quantités dans les États de l'Est ; et principalement à la Nouvelle-Orléans, où on commence à les consommer, de préférence aux vins importés de France, à cause de leur bon marché relatif. Or, les anciens vignobles de Californie sont complantés de plants dits de la Mission, provenant de Madère, et importés par les missionnaires. Les nouveaux vignobles ont été créés avec des plants d'Europe, principalement de Malvoisie et de Zeinfeindel de Hongrie.

On vient nous dire, que les montagnes Rocheuses ont opposé un obstacle infranchissable au phylloxera. Voilà une plaisante hypothèse ! On veut qu'il ait traversé l'Atlantique, pour dévorer nos vignes d'Europe; et en même temps, on assure, qu'il n'a pas pu pénétrer en Californie ! Comme s'il n'y avait pas entre San Francisco et les plaines du Missouri, les communications industrielles et commerciales, les plus larges et les plus fréquentes !

D'ailleurs, M. Suquet de la Seyne (Var) nous communique des informations, qui viennent à point. Le phylloxera a fait son apparition en Californie dans quelques localités, et se porte de préférence sur les vignes californiennes, c'est-à-dire sur les Missions. Les plants importés ont beaucoup moins souffert. Voyez-vous le phylloxera, qui, en Amérique même, commence à trouver goût aux cépages authoctones? Pourvu que les Californiens n'aillent pas accuser le phylloxera français de leur avoir importé la maladie ! ! Ils auraient plus de raisons d'incriminer le phylloxera français, que nous, celui d'Amérique.

L'obstacle des Cordillères septentrionales est une assertion sans valeur. Le climat, la météorologie locale et la nature du sol nous fourniront la clef du problème. Allez au Mexique, situé comme la Californie, sur le versant du Pacifique, vous n'y trouverez pas de vignes ; elles ne s'y sont pas mieux acclimatées que dans les régions occidentales des États-Unis.

Les vignes européennes ont réussi dans le Nouveau Monde, en Californie seulement, parce que là seulement aussi, elles ont rencontré un climat favorable à leur développement. Le climat y est à peu près celui de la Provence : pas ou peu de gelées ; absence totale de pluies, depuis avril jusqu'en décembre ; et peu de pluies, de février à mars. Avec 14 ou 18 pouces d'eau dans la saison, la récolte est assurée.

En est-il ainsi de ce côté des montagnes Rocheuses? Non, assurément. Nous devons à M. Nicollet des recherches intéressantes, qui jettent une vive lumière sur ce curieux problème d'ampélographie.

Voici ce que dit à ce sujet un témoignage irrécusable : c'est celui de l'histoire naturelle de la Caroline du Nord, par Catesby, qui écrivait au siècle dernier.

« On pourrait conclure, de ce que les vignes croissent spontanément dans presque toutes les parties de l'Amérique septentrionale, que ces pays sont aussi propres à cette culture que l'Espagne, l'Italie et la France, dont la latitude est la même. Mais les efforts, qu'on a faits jusqu'ici dans la Virginie et dans la Caroline, prouvent que le climat n'est point doué de ces heureuses qualités qui, dans les parties parallèles de l'Europe, produisent de si bons vins. Les saisons sont plus égales dans l'ancien monde que dans celui-ci. On n'y éprouve point ces alternatives subites de chaud et de froid, qui dans la Caroline flétrissent les jeunes pousses, et tour à tour excitent ou arrêtent la sève au printemps. D'ailleurs, l'humidité qui règne fréquemment, à l'époque où les raisins murissent, crève l'enveloppe des graines et les pourrit. Cette difficulté n'a point encore été vaincue. »

Veut-on un témoignage sur la Pensylvanie ? voici un exemple à méditer :

« Un Français, Pierre Legaud, de la Lorraine, a depuis assez longtemps essayé la culture de la vigne à Spring-Mill, à huit milles de Philadelphie. Il a choisi un coteau, qui se présente du sud-est au sud-ouest ; il a tiré des plants de France, d'Espagne, de Portugal. Ses dépenses et ses soins sont infructueux : *les produits n'ont aucune qualité.* Le seul dédommagement qu'il trouve, c'est de vendre des plants à quelques autres cultivateurs, qui vraisemblablement ne seront pas plus heureux que lui. »

Nous demandons maintenant à tout esprit impartial : y a-t-il, dans les faits rapportés ici, quelque indice d'une dévastation phylloxérique? y voit-on les jeunes plantations succombant sous le coup d'un ennemi invisible ? Partout, l'explication de l'insuccès est donnée avec sagesse. Ce que l'on constate, c'est l'extrême inégalité du climat, c'est la pourriture du fruit, c'est enfin le manque absolu de qualité de la vendange.

Selon Malte-Brun, la Pensylvanie, en hiver, rappelle le froid de la Sibérie ; au printemps, l'humidité de l'Angleterre ; en été, la sécheresse de l'Afrique. Or, la vigne ne vient pas, il me semble, en Sibérie, guère plus en Angleterre, et fort peu même en Afrique. Comment donc s'étonner que la culture des vignes européennes ait échoué aux États-Unis, tandis que les espèces indigènes ont pu s'y défendre ? Où voit-on la nécessité de recourir à une cause secrète, pour expliquer l'insuccès des colons de la Pensylvanie ? et quelle place, après cela, peut-on donner à l'influence du phylloxera sur les importations des vignes françaises aux États-Unis ?

D'ailleurs, il est de toute évidence, que la vigne européenne végétait convenablement en Virginie et à Spring-Mill. S'il en eût été autrement, Legaud n'aurait pu se livrer au commerce des plants ; car le premier effet du phylloxera est d'arrêter la pousse. Les vignes n'étaient donc pas phylloxérées ; elles lui donnaient des sarments et il en pouvait; faire ce que font maintenant, en France, nos importateurs de plants américains. Le fruit de la vigne américaine ne paraît pas réussir chez nous, beaucoup mieux que le plant français aux États-Unis, du temps de Legaud. On s'est consolé de part et d'autre, en vendant du plant.

Les plants américains seront-ils toujours résistants ?

Ainsi s'évanouissent tous les fondements de la théorie phylloxérique. Il n'y a aucune preuve directe ou indirecte des destructions opérées par le phylloxera, en Amérique, sur les plants européens. »

Nous voici arrivés au point capital de la discussion. Le phylloxera vit de temps immémorial en Amérique. S'il est d'origine américaine, toutes les vignes aujourd'hui existantes en Amérique sont résistantes ; car des vignes non résistantes auraient été dévorées et anéanties, depuis des siècles.

On s'est trop hâté de proclamer cette résistance et cette immunité, parce que la fausseté de cette assertion est maintenant établie par une expérience de huit années. Les plants américains, qui résistent au phylloxera d'Amérique, sont bel et bien décimés par le phylloxera de France; et cela ne devrait pas arriver, si le phylloxera était d'origine américaine.

Terrifiés par des désastres sans précédent, démoralisés par l'échec des insecticides, les viticulteurs se sont jetés avec acharnement sur les cépages américains, qui leur promettaient la reconstitution de leurs vignobles. Hélas! quels nouveaux déboires se préparent! Les plants américains les plus fameux, vantés par les cent bouches de la Renommée, ont tour à tour succombé sous les atteintes du puceron. Quelques-uns plus intelligemment choisis se défendent mieux. Savons-nous quel avenir leur est destiné? Avant d'asseoir notre jugement, nous allons exposer avec impartialité l'état de la question à ce jour.

Ce n'est pas commode : parce que, d'un côté, les pépiniéristes, placés dans de bonnes conditions, pour faire des plants enracinés et des porte-greffes, peuvent en toute sincérité vanter leur marchandise; et que, d'un autre côté, les viticulteurs, s'accrochant à la dernière branche de salut, sont disposés à voir tout en beau dans leurs cultures, jusqu'au moment où la triste réalité viendra leur dessiller les yeux. Nous pèserons ces enthousiasmes et ces contradictions; et le lecteur sera notre juge.

Variétés des espèces américaines

Sur les onze variétés de vignes sauvages existant en Amérique, quatre espèces sont cultivées pour leurs fruits aux États-Unis. Ce sont :

1° *Vitis rotundifolia* ou *vulpina*, dont la variété la plus recommandable est le *Supernong*.

Cette vigne n'est pas atteinte par le phylloxera. Le bois est très dur, l'écorce non striée. Le Supernong ne peut être cultivé comme producteur direct, parce que ses fruits mûrissent inégalement et trop tard ; ni comme porte-greffe, parce que, jusqu'à ce jour, la dureté de son bois a opposé à cette opération un obstacle insurmontable.

2° *V. Labrusea.*

Les racines sont phylloxérées : mais on distingue des variétés dites résistantes :

Concord,
York's Madeira,
Yves Seedling.

Et des variétés non résistantes :

Catawba,
Delaware,
Isabella.

Les fruits ont tous le détestable goût *foxé* (cassis, aromatisé de Renard), quelque chose en un mot d'inabordable pour un palais français.

3° *V. Œstivalis.*

N'a pas de goût foxé. — Racines phylloxérées. — Probablement résistantes. — Vin passable. — Époque de maturité satisfaisante. — Reprise de la bouture douteuse. — Multiplication par plants enracinés.

Jacquez.
Cunningham-Long.
Herbemont-Waren.
Hermann.
Cynthiana. — *Red-river.*
Black-July.
Norton's-Virginia.

4° *V. cordifolia* ou *riparia.*

Phylloxérée, mais plus résistante. — Reprend parfaitement de bouture. — Porte-greffe de premier ordre :

Clinton.
Taylor.
Elvira.
Franklin-Vialla.
Cordifolia sauvage. — *Riparia-Fabre.*
Solonis.

En tout 20 variétés qui sont inégalement recommandées, mais qui toutes ont été sérieusement essayées, sous l'inspiration de la théorie contagioniste.

Leur résistance relative, depuis les travaux de M. Foëx, est attribuée à la structure de leurs racines et à la dureté de leurs tissus. La piqûre de l'insecte ne leur cause que des lésions superficielles, dont elles ne souffrent pas, et n'entraîne pas la production de nodosités. Ce privilège est précieux, s'il est vrai de tous points, parce que la production de nodosités permet de mettre en doute la résistance absolue du cépage sur lequel on l'observe, quels que soient d'ailleurs ses autres propriétés et avantages.

Pour opérer un triage rationnel au travers de ces 20 variétés, il est indispensable de s'assurer une base solide de jugement. Voici la méthode que j'ai choisie, et le criterium irréfutable que j'adopte.

En dehors des conditions de sol et de culture, tous les cépages exotiques, qui auront été détruits sur un point quelconque du territoire français, seront impitoyablement rejetés. Car, s'ils ont pu être dévorés ici par le phylloxera, demain ou plus tard, ils le seront très certainement ailleurs ; et les énormes sacrifices de temps et d'argent, qu'aura coûté la régénération momentanée des vignobles, seront à jamais perdus.

anière de utiliser.

On peut envisager les espèces américaines à deux points de vue : 1° comme remplaçant les vignes européennes, à l'état de producteurs directs ; et 2° comme devant leur servir de porte-greffes.

1° Comme producteurs directs. — Le Supernong des *Rotundifolia* est déjà évincé.

Parmi les autres espèces, nous n'avons à signaler que le Jacquez. Il est vigoureux et résistant jusqu'à ce jour. Il donne un vin abondant, sans mauvais goût, alcoolique ; c'est un riche teinturier. Toutefois, je dois rappeler que le phylloxera se plaît sur ses racines et y produit des nodosités. Je doute qu'il résiste longtemps. Il est attaqué aussi par le Pourridié, la Jaunisse et l'Anthracnose. C'est tout ce que j'en peux dire, et je le raye des plants résistants et régénérateurs.

2° Les porte-greffes sont plus généralement en faveur. La greffe réussit, quand on la pratique avec habileté. On la fait en terre, à 10 centimètres de profondeur, en ayant soin de la préserver des ardeurs u soleil. Ainsi placé, le greffon se soude et s'affranchit, en émettant des racines pour son propre compte. Sous cette double influence, la végétation se développe rapidement et la vigne est en plein rapport, la deuxième année.

L'affranchissement du greffon peut être nuisible pour les vignes d'un genre différent, surtout si elles sont attaquées par le phylloxera. Quand l'insecte aura détruit les racines adventices, la greffe sera-t-elle aussi vigoureuse que lorsqu'elle vivait sur un double système radiculaire ? (Rommier.)

Quoi qu'il en soit, et dès le début, la famille entière des *Labrusca* a été reconnue non résistante. Le York Madeira seul a conservé un peu de popularité, parce que le phylloxera attaque ses racines, sans y produire de nodosités. Seul, il s'est montré jusqu'à ce jour généralement résistant ; mais non pas d'une façon assez absolue, pour qu'il n'y ait pas lieu d'avoir des doutes sur son avenir. D'un autre côté, sa proche parenté avec l'Isabelle, ce gros type des cépages américains faibles, avec l'Yves, le Catawba, etc., tous de la même famille, mourant comme nos vignes françaises sous le suçoir du terrible insecte, ne peut que lui être défavorable (E. Papillaud). Le Concord lui-même, un des cépages les plus vantés, il y a six ans, a succombé chez M. Laliman.

Leur degré de résistance.

Le groupe des *Œstivalis* est celui sur lequel on compte le plus, comme porte-greffe. Nous avons jugé le Jacquez. Les autres offrent un inconvénient majeur, c'est leur difficulté de reprise par bouture. On peut les multiplier par marcotage. Le Cynthiana présente un des bouturages les plus difficiles ; et celui qui reprend le mieux, le Cunningham, a déjà fléchi chez M. Touchard-Verdier, à Saint-Laurent d'Aigouse (Gard).

Les *Cordifolia* (avec les *Œstivalis*) composent les familles sauvages les plus résistantes d'Amérique. Ce sont elles qui forment les lianes inextricables des forêts vierges, de la Floride au Canada. Là, doit être assurément la résistance absolue et l'immunité complète.

On l'avait espéré. Le Clinton avec le Taylor et le Concord avaient particulièrement appelé l'attention dès le début des expérimentations. On en a beaucoup planté dans la région méditerranéenne, et les déboires ont suivi de près les chants de victoire. Dans les mauvais terrains du Var, le Clinton et le Taylor n'offrent qu'une végétation chétive et rabougrie pendant les premières années, pour disparaître ensuite plus ou moins rapidement. M. Planchon, qui les a soutenus énergiquement, est disposé à admettre aujourd'hui que ces cépages, généralement vigoureux et prospères aux États-Unis, montrent en France une grande sensibilité à l'insecte.

Les *Cordifolia* reprennent mieux de bouture que les autres espèces ; et il est fâcheux, que deux d'entre elles, qui avaient fait concevoir les plus belles espérances, aient succombé dans la lutte. Cet échec fait mal augurer de la vitalité des autres. Cependant on attend beaucoup des *Cordifolia* sauvages ou *Riparia*, et surtout du Solonis, qui est de toutes la plus rebelle au phylloxera, après le Supernong. Malheureusement sa multiplication par bouture est un peu casuelle.

Ainsi nous avons le droit d'affirmer, que les cépages américains, résistants en France, ne possèdent qu'une résistance relative. Aucun de ces plants n'a tenu en grande culture. Le York Madeira, le Jacquez, le Cunningham se sont à peu près maintenus en culture isolée. L'Herbemont, le Black-July, le Norton's-Virginia, l'Elvira, le Franklin-Vialla, le Riparia et le Solonis n'ont pas fait leurs preuves. Quant aux *Labrusca*, ils sont désormais mis de côté.

Je ne voudrais pas qu'on se méprenne sur mes intentions, lorsque j'avance qu'aucun de ces plants n'a tenu en grande culture. Je n'ignore point que de riches producteurs du Midi ont planté des cépages américains sur de larges superficies, et qu'ils en tirent profit, en vendant des sarments, des plants enracinés et des plants greffés. MM. Pagezy, Gaston Bazille, Bérenger, Ferouillat, Issatier, Meinadier, Tamisier, Champin, etc., qui occupent d'éminentes positions dans l'agriculture, la politique et l'estime de leurs concitoyens, se sont les premiers engagés dans cette voie lucrative. Je n'y trouve rien à dire, parce qu'on tire ce qu'on peut des produits de la terre. S'ils réparent par ce moyen les pertes pécuniaires que leur a fait subir le phylloxera, c'est une preuve de leur activité intellectuelle et de leur génie commercial. Ce n'est pas ainsi que j'entends la grande culture, au point de vue de la viticulture.

Je ne vois guère que madame la duchesse de Fitz-James, qui ait planté des cépages américains, pour en obtenir du vin vendable. A Saint- Benezet, il y a deux ou trois ans, elle a fait greffer sur vieilles souches d'Aramont quelques millions de Jacquez, Taylor, Rulanders, Cynthiana, etc. Elle a aujourd'hui plusieurs hectares de cépages américains en production. Malheureusement, le phylloxera ayant détruit les souches qui servaient de porte-greffes, il y a, à l'heure actuelle, de grands vides dans ces plantations.

En dehors de ces vignes, Saint-Benezet possède 100 hectares de nouvelles plantations américaines, où le Taylor domine. Il y a aussi de grands plantis de Concord et de belles plantées de d'Hearford-Prolific, de Jacquez, etc., qui viennent de prendre leur quatrième feuille. Le régisseur de madame la duchesse de Fitz-James veut faire planter cette année cinquante autres hectares de Taylor et de Jacquez.

Voilà l'unique exemple des grandes cultures de cépages exotiques. On ne peut pas faire un plus noble emploi de la fortune. Madame la duchesse de Fitz-James a bien mérité de la patrie. Ce qu'elle osé tenter jugera la question ; et démontrera, mieux que tous les raisonnements, ce que nous devons attendre des cépages américains.

Ici, j'appelle l'attention sur un fait curieux à noter. Le Solonis et le Jacquez, qui tiennent la tête en ce moment, sont classés parmi les cépages américains, bien que leur sceau d'origine ne soit pas régulièrement légalisé. Le Solonis, pour les deux mondes, a une origine inconnue. Le Jacquez est regardé en France comme un plant américain ; et aux États-Unis, on le considère comme un plant importé de Gibraltar. Son histoire est singulière : « Un bout de sarment, raconte M. Champin, laissé par un inconnu dans une boîte de cigares, chez M. Longworth, à Cincinnati (Ohio), tel fut, dit-on, l'Adam de cette nombreuse famille, dont l'histoire est une légende. Après une longue série d'étranges vicissitudes... après une longue course à la recherche d'un état civil, les descendants de la boîte à cigares ont fini par reprendre, parmi tant de noms, celui de leur véritable ancêtre des bords du Mississipi : Jacquez, ou mieux Jack ; et c'est sous ce nom conquérant qu'ils envahissent actuellement la France. » A cette heure, il y a plus de plants de Jacquez dans le midi de la France, que dans l'Amérique du Nord tout entière.

Ne trouvera-t-on pas singulier, bizarre, incompréhensible, que ces deux seules variétés résistent mieux que les plants américains ; et que justement elles soient regardées par les Américains comme des plants exotiques ?

Prix de revient. (Catalogue du château de la Salette.)

Je reçois à point le catalogue des plantations du château de la Salette, par Montélimar (Drôme), au 1er novembre 1879. M. Aimé Champin ne m'en voudra pas de me servir de son prix courant, pour donner un aperçu des frais nécessités par la regénération de nos vignobles en cépages américains. Les greffes sont généralement estimées à 5 et 7 centimes pièce, au minimum. Elles ne font pas, bien entendu, partie du catalogue. Je donne ce chiffre à titre de renseignement.

Le catalogue des vignes américaines et franco-américaines (françaises greffées sur américaines) de M. Champin donne les prix suivants, pour les plants qu'on reconnaît généralement préférables.

	Boutures Le 1000	Plants enracinés Le 1000
Œstivalis :		
Black-July	300f	800f
Cunningham	160	800
Herbemont	200	800
Jacquez	350	1800
Norton's-Virginia	80	800
Rulander	200	1200
Riparia :		
Clinton	25	80
Franklin	120	1200
Riparia sauvage	150	400
Solonis	250	800
Taylor	60	250
Vialla	250	800
Cordifolia sauvage	100	800

Ce document est curieux à consulter à plus d'un titre. J'ai choisi les treize plants les plus renommés, parmi les 78 espèces cataloguées par boutures et plants enracinés. On y trouve les prix les plus doux et les estimations les plus fantastiques.

Et d'abord, je m'étonne qu'on puisse mettre en vente, à grand renfort de réclames, des espèces, que tout le monde reconnaît aujourd'hui pour être non résistantes. Ensuite, il faut se rappeler, qu'avec ce système de plantation, le provignage devient tout à fait impossible. Enfin, avant de se décider à d'aussi énormes dépenses, il y a lieu d'établir un prix de revient sérieux.

Du midi au nord, on plante la vigne, depuis 1,500 chapons à l'hectare, jusqu'à 75,000. Les plantations du Beaujolais se font à 20,000 à l'hectare. Aux environs de Roanne, on plante un peu plus serré ; mais je prends le chiffre de 20,000 à l'hectare, qui me paraît être une des meilleures moyennes pour nos contrées.

L'hectare de vigne, en bon rapport, vaut chez nous, environ 10 à 12,000 francs. S'il fallait le complanter en Jacquez enracinés, par exemple, qui jouissent de la meilleure réputation à ce jour, à 20,000 à l'hectare, et à 1,800 francs le mille, on arriverait à la somme fabuleuse de 36,000 francs pour planter un hectare.

Ce n'est jamais trop cher, si c'est bon. Mais, si les résultats deviennent négatifs, dans un temps plus ou moins éloigné, que de malédictions chargeront la tête des contagionistes, auteurs involontaires sans doute de cette mystification désastreuse !

Pour ma part, je regarderai à deux fois, avant d'entrer dans cette voie. Mes renseignements personnels m'inspirent une défiance insurmontable. Un de mes amis, établi à Sonora, État de l'Illinois, M. Domas, m'écrivait à la date du 10 novembre 1879 : « Il y a des vins dans le pays. Comme ils sont chers et mauvais, on en consomme peu. Autour de Nanvoo (Iova), il y a de grands vignobles ; et les propriétaires sucrent leurs vins en cuve. Leur cépage est le Concord, qui prend peu la maladie. Avant le Concord, ils cultivaient le Catawba et le Clinton, qui donnaient de meilleur vin, mais qui étaient très sujets au phylloxera. »

Depuis longtemps M. Planchon s'est vu forcé d'abandonner la défense du Catawba et de l'Isabelle ; mais il soutient énergiquement les autres plants exotiques réputés.

Or, voici ce que M. Millardet, professeur à la faculté des sciences de Bordeaux, écrivait, le 1er janvier 1880, dans le journal d'agriculture de M. Lecouteux : « J'affirme que dans les mauvais terrains de l'Hérault et du Var, et en présence du phylloxera, le Clinton et le Taylor n'offrent souvent qu'une végétation chétive et rabougrie, pendant les premières années, pour disparaître ensuite plus ou moins rapidement, suivant les circonstances..... J'ai reçu de M. le Dr Davin, de Pignans (Var), des Taylor de deux ans, tellement maltraités par le phylloxera, que leur mort est imminente.

« Si j'ajoute à cet exposé que M. Planchon, après

avoir recommandé et défendu le Concord, qui a fait une fin si malheureuse, use son crédit à défendre le Clinton et le Taylor, malgré un ensemble écrasant de faits contraires à son opinion, j'aurai mis le lecteur au courant de la question... »

Il faut avouer que ce n'est pas encourageant ; et qu'il est permis d'hésiter, avant que de se décider aux dépenses énormes de la plantation de nos vignobles en cépages américains.

Pour éviter ces frais considérables, plusieurs viticulteurs ont songé à faire venir des graines de vignes sauvages de la vallée du Missouri, et à se procurer par semis leurs porte-greffes. Ces graines germent très bien chez nous, et ne coûtent que 50 francs le kilogramme. On peut transplanter à la troisième, et mieux à la quatrième feuille; puis, il reste à greffer.

C'est une spéculation détestable. Le midi de la France le sait et l'évite. Dans nos pays du centre, cette méthode a fait de nombreux prosélytes. Rien n'est plus regrettable, parce que, quel que soit le triage des graines aux États-Unis, et on n'en prend guère souci, il est impossible d'empêcher leur hybridation avec les *Labrusca*. Les semis donnent des variétés à l'infini, et ont été jugés impraticables.

Voilà l'historique impartial des plants américains. Les lecteurs jugeront, si je me suis écarté des justes limites d'une critique loyale. La doctrine est bien présentée; elle séduit au premier abord, et inspire confiance aux vignerons, qui entrevoient avec effroi une ruine prochaine et complète. Le succès est momentané, précaire; et pendant que le système promet une guérison, on s'arrache les plants exotiques sans calculer les déceptions de l'avenir. A mesure que les expérimentations se multiplient, le jour se fait, et la vérité apparaît soucieuse et découragée.

Opinions diverses sur ce système.

Écoutez les communications faites au congrès de Montpellier : « Les greffes sur plants américains donnent quelqu'espoir; cet espoir se réalisera-t-il? Dieu le veuille! nous n'en sommes pas bien certains. Si la maladie continue à causer ses ravages, il n'est pas douteux que les vignes françaises greffées sur plants américains n'aient le même sort que les cépages français eux-mêmes (M. de La Valette). »

A ce même congrès, M. Vialla a soutenu les défaillances, en préconisant d'adapter les cépages aux terrains qui leur conviennent. C'est, dit-il, une étude à faire, et une ancre de salut plus efficace que tous les remèdes proposés, essayés, puis délaissés.

Il y a, malgré le phylloxera, des cépages américains vigoureux, à Bordeaux et à Roquemaure, depuis quinze et vingt ans. Il y en a depuis sept ans à Montpellier. Il est donc certain, après des expériences intéressantes faites sur divers points du Midi, que les cépages américains résistent infiniment plus que nos cépages français. Cette résistance durera-t-elle toujours? je l'espère ; mais je ne voudrais rien affirmer (Gaston Bazille).

Nous avons vu M. Dumas prêter sa puissante intervention à la doctrine des insecticides. A l'appui e la théorie des cépages américains, M. Foëx, pro-esseur de l'École d'agriculture de la Gaillarde, a pporté son remarquable talent de micrographe.

Les recherches de M. Foëx sont excessivement in-éressantes au point de vue de l'organographie ; il st fâcheux que l'expérience n'ait pas répondu en-èrement aux données théoriques. On se serait épar-né de graves désillusions, si on n'avait pas mé-onnu, dans un moment d'enthousiasme irréfléchi, es lois primordiales de la végétation.

On sait en effet, que les arbustes, pris à l'état sau-age, ont des racines, dont l'écorce plus dure, plus ugueuse, est moins facilement attaquable par les nsectes. Quand les plants américains seront civilisés ɔar de meilleures cultures, ils se trouveront dans e même cas que les cépages français. Ce serait donc ıne grande faute, que de se jeter à corps perdu dans :es sortes de plantations, avant qu'elles n'aient reçu a sanction du temps (Demolle).

Je ne pense pas que la civilisation affaiblisse fata-lement tous les êtres de la création, comme certains se plaisent à le publier ; mais, en histoire naturelle surtout, elle provoque le développement perfec-tionné de qualités spéciales, au détriment d'autres propriétés, moins directement utiles ou agréables aux cultivateurs.

Pour quiconque a suivi attentivement l'exposé de cette critique, il se fait dans l'esprit un étrange re-virement. Le phylloxera français passe au premier rang, et enlève, de haute lice, son nom de *vastatrix*.

Lœnis et Toxiphore.

Nous voyons naître l'épidémie à Pujaut et à Saint-Martin de Crau, et étendre rapidement ses dévastations dans tout le centre de la région méditerranéenne. Elle s'avance à grands pas, en gagnant chaque année, par approche, 12 à 15 kilomètres au moins de l'est à l'ouest, et plus encore du sud au nord, par transport aérien. Elle ne recherche ni n'évite les collections de vignes exotiques.

D'autre part, les plants américains résistants aux États-Unis succombent en Europe, dès qu'ils sont en présence du phylloxera français. Enfin, le phylloxera français a fait son apparition dans le Nouveau Monde, au sein des vignes de la Californie.

Je le demande de bonne foi à ceux qui n'ont pas d'opinions préconçues : Croyez-vous à présent que la maladie phylloxérique nous vienne d'Amérique? Non sans doute. — Ce qui ressort de ce long examen, c'est qu'il existe deux espèces de phylloxeras : le phylloxera américain, phylloxera inoffensif, que j'appellerai *Lœnis;* et le phylloxera français, vénéneux, toxiphore, auquel je conserverai le nom de *Vastatrix.*

Ils sont cousins germains ; mais je refuse absolument de les considérer comme frères. Ils se ressemblent par leurs formes extérieures ; mais ils n'ont ni les mêmes habitudes, ni les mêmes mœurs. Celui d'Amérique vit en plein air, se nourrit sur les feuilles, ne descend que très exceptionnellement sur les racines et se reproduit dans des galles. Celui de France habite presque exclusivement sous terre sur les racines de la vigne, dont il suce les sucs, et il est radicicole. Ce sont évidemment deux espèces différentes.

Prenez un phylloxera américain, et transportez-le sur nos vignes françaises. Vous voulez, que sans plus attendre, il abandonne sa vie aérienne, son alimentation chlorophyllaire et ses instincts gallicoles, pour adopter sans transition une vie souterraine, une nourriture radiculaire, et une reproduction privée de l'abri tutélaire des galles? Jamais, je n'ajouterai foi à une aussi monstrueuse dérogation aux principes primordiaux de l'entomologie.

Les lois harmoniques, qui régissent les organismes vivants, sont générales et absolues. Le combat pour l'existence est une cause puissante de modifications dans les habitudes, les mœurs et le développement des êtres; mais ces adaptations biologiques s'opèrent avec une lenteur excessive, et n'aboutissent à un complet résultat, qu'à la condition expresse de s'élaborer progressivement sur plusieurs générations successives, dans des milieux essentiellement favorables. Fervent admirateur de la nature, j'ai garde de m'insurger contre ses lois inéluctables. Je vois deux espèces distinctes de phylloxera, et je les consigne sur mes tablettes.

Pourquoi le phylloxera vastatrix a-t-il, à un moment donné, acquis, en France, la virulence terrible qui tue la vigne, quelle que soit sa civilisation? Nous chercherons à en donner l'explication dans le cours de ce travail. Dans tous les cas, ce n'est pas aux partisans de l'origine américaine qu'il appartient de soulever cette objection, car ils n'ont pas expliqué la virulence brusque de leur phylloxera Yankée.

Je ne voudrais pas laisser croire, que je tienne en médiocre estime les efforts coalisés des introducteurs de plants américains.

Avantages des cépages américains.

J'ai fait la critique de la doctrine ; mais je me plais à reconnaître que les cépages américains sont un progrès énorme sur les insecticides. Plusieurs d'entre eux possèdent réellement une résistance sérieuse. C'est là un bienfait inappréciable pour les viticulteurs, dont les vignobles sont détruits ; et on ne saurait trop les encourager à persévérer dans cette voie, tant qu'ils n'auront pas à leur disposition des moyens plus efficaces.

Je tiens à prévenir les fâcheux effets d'une confiance trop absolue, tout en encourageant de nouvelles recherches. Ne perdons pas de vue que l'ennemi est dans toute sa puissance ; que nos armes se sont émoussées sur son huileuse carapace ; et que, si sa fécondité prodigieuse nous menace d'une immense dévastation, le génie inventif de l'homme n'a pas de limite, contre les plus puissantes causes de destruction.

Ces réserves faites, je dirai aux vignerons : cherchez toujours ; et ne croyez pas, que les cépages américains soient la dernière charge de la bataille. En attendant mieux, employez-les, pour régénérer vos vignobles, au moins pendant quelques années.

Du reste, on est bien forcé d'en faire usage dans

les pays, où les vignes sont complètement détruites, et où les terres ne sont pas susceptibles de recevoir d'autres assolements, alors même que ces cépages seraient destinés à périr plus tard.

C'est pour cela que la sélection s'impose, sélection attentivement étudiée, à laquelle l'expérience seule peut donner une sanction sérieuse.

Les sociétés d'Agriculture de la région méridionale, où la vigne a presque disparu, sont à peu près unanimes dans l'Hérault, le Gard, Vaucluse, le Var et même la Gironde, à recommander la plantation des cépages américains, parce qu'il leur a été impossible, depuis huit ans, de les sauver par les moyens que la science a mis à leur disposition.

Choix à faire

Opinions de MM. Gaston Bazille, Marès et de l'auteur.

Parmi eux, M. Gaston Bazille a fait largement son choix. « Dans les pays de vin à bon marché, on pourra cultiver, pour la production directe, le Jacquez, le Cunningham, l'Herbemont, le Norton's Virginia et le Black-July de la tribu des Œstivalis, dont les raisins n'ont aucune saveur foxée. Mais les Œstivalis reprennent mal de bouture.

Choisissez alors des porte-greffes ; et vous prendrez pour les vins communs : le York-Madeira, le Cordifolia sauvage, le Solonis, le Taylor, le Vialla et même le Clinton.

Dans les pays à grands vins, les cépages américains serviront aussi de porte-greffes aux Cabarnet, Pinot, et petite Syrha, sans modifier trop profondément la qualité de ces excellents cépages.

M. Marès a opéré une sélection plus exclusive. En

première ligne, il cite le Cordifolia, ou Riparia-Fabre. Ce Cordifolia est très vigoureux, sans insectes, ou avec très peu d'insectes sur ses racines, dans le voisinage de plants, mourant couverts de phylloxeras. Il nomme ensuite le York-Madeira, qui est un cépage vigoureux, même dans les terres les moins fertiles. En troisième lieu, il indique le Solonis, qui, bien que doué d'une moindre vigueur, échappe également aux atteintes du parasite de la vigne. Le dernier cépage nommé est le Jacquez, qui est fortement phylloxéré, mais se comporte néanmoins très bien, tout en faiblissant par place, en forme de points d'attaque.

Quant à moi, je suis plus sévère : je ne prendrai pas de Labruscas, parce que leurs racines sont plus ou moins attaquées et même détruites par le phylloxera ; et que l'York, le plus résistant de tous, ne me présente pas de garanties sérieuses.

J'écarterai également les Œstivalis, parce qu'elles sont d'une reprise très douteuse par bouture, et que le Jacquez seul a résisté jusqu'à ce jour. Couvert de pucerons, il végète encore vigoureusement, quand il ne succombe pas sous les coups du pourridié, de la jaunisse et de l'anthracnose.

Je conseille exclusivement les Cordifolias : Le Riparia-Fabre et le Solonis. Ces vignes sauvages, dévergondées, à tiges d'une longueur sans fin, fournissent une grande quantité de bois. Elles reprennent parfaitement de bouture, sont peu goûtées du phylloxera, et constituent des porte-greffes de première qualité.

Je ne réponds pas de leur résistance ni de leur durée ; mais ces moyens feront attendre des temps meilleurs.

Résumé et conclusion.

Résumons : le phylloxera n'est pas d'origine américaine. Les preuves, qu'on en a données, ne supportent pas l'examen. On a expliqué que la maladie avait été importée, en Europe, par les collections de vignes exotiques, dans lesquelles se trouvent en majorité les plants américains. Les observations, qu'on a invoquées, à l'appui de cette thèse, laissent prise aux plus vives critiques.

Si le phylloxera a été propagé par les collections exotiques, on comprend mal, qu'il ne se soit pas répandu en Europe, avant 1865, parce que des collections semblables ont été créées sur tous les points, depuis plus d'un siècle. On s'expliquerait moins encore pourquoi toutes ces collections ne sont pas devenues, chacune de leur côté, un centre d'invasion phylloxérique.

Si, d'autre part, les vignes françaises n'ont pas réussi dans les plaines du Missouri, ce n'est pas qu'elles y aient été dévorées par le phylloxera. Le climat ne leur y convient pas; et elles produisent, en fort petite quantité, du vin dénué de qualité. Au siècle dernier, Légaud s'est livré, en Pensylvanie, au commerce des sarments, ce qui fait écarter la supposition du phylloxera. Les Américains ont abandonné la culture des cépages européens, parce qu'elle était sans profit, et non parce qu'ils étaient la proie du Vastatrix.

Ils préfèrent leurs vignes indigènes, qui résistent au phylloxera d'Amérique. Or, ces mêmes vignes, résistantes de l'autre côté de l'Océan, succombent en Europe, sous les atteintes du phylloxera français.

Il est donc à peu près certain qu'il existe deux espèces de phylloxera : celui d'Amérique, qui n'offre aucun danger pour les vignobles, c'est le puceron Lœnis ; et un autre, dont le suçoir est chargé d'un venin mortel, c'est le phylloxera français, le phylloxera vastatrix.

Bien loin que la maladie nous soit venue d'Amérique, c'est d'Europe, que le fléau est passé au États-Unis. L'exemple de la Californie en est une preuve manifeste.

L'hypothèse, qui fait reposer le salut de nos vignobles sur l'origine américaine du phylloxera, est ainsi détruite de fond en comble ; et nous devons y regarder à deux fois, avant de remplacer nos cépages français par des plants du Nouveau Monde.

Arrivés au terme de cette revue critique, nous éprouvons une impression pénible, une angoisse profonde. Nous nous voyons désarmés et impuissants en face d'un fléau, qui poursuit son œuvre de destruction. A peine avons-nous découvert quelques moyens, pour prolonger notre supplice, et retarder notre agonie.

Devant cette fatale impuissance, devons-nous mettre bas les armes, et nous abandonner au désespoir ? Devons-nous, comme le Musulman, courber le front, sous les coups de la fatalité? Loin de moi, une pareille pensée. C'est une raison, au contraire, pour étudier sans cesse et chercher toujours.

L'histoire du phylloxera nous présente trois périodes distinctes : la première, qui a duré deux ou trois ans, est celle des recherches et des tâtonnements.

La seconde n'est pas encore terminée ; elle peut s'appeler période des insecticides.

Avec les cépages américains, commence la troisième période, dont l'étoile est bientôt près de pâlir.

J'ai conçu l'espérance d'être l'initiateur à une quatrième période. Dieu veuille que ce soit la dernière !

Dans cette lutte à mort, il n'y aura jamais assez de combattants. Les plus modestes font nombre ; et le moellon qu'ils apportent, sert, malgré sa faiblesse, à la défense de tous.

Depuis bien des années déjà, j'observe et je traite, chez l'homme, les maladies locales et les infections générales. La méthode expérimentale, qui a valu à notre génération les immenses travaux de Claude Bernard et de Pasteur, a donné à la chirurgie, à la médecine et à la physiologie des bases solides de diagnostic et de traitement.

L'étude de la pathologie végétale m'éloigne peu de mes préoccupations habituelles. Les lois de la nature sont unes. A mesure qu'on lit mieux dans les secrets de la création, on reconnaît davantage, que tout ce qui est vivant obéit à des conditions identiques de développement physique et de désordres organiques.

J'entre dans la lice avec la ferme conviction que mes efforts ne seront point stériles. Mon œuvre aura atteint son but, si, au moins, elle ouvre à tous une voie nouvelle, pour triompher de la maladie phylloxérique.

DEUXIÈME PARTIE

DE LA MALADIE PHYLLOXÉRIQUE

La médecine est une science d'observation. Il serait insensé de prétendre guérir une maladie, sans connaître ses causes directes et indirectes, ses symptômes locaux et généraux et son évolution progressive.

Pour la vigne, on a fait de l'empirisme avec les insecticides, et on a échoué. Avec les cépages américains, on a tourné la difficulté, en abandonnant le malade à sa fatale destinée. Je n'appelle pas ce résultat une guérison, mais bien une déclaration d'impuissance. En appliquant à la maladie phylloxérique les principes rigoureux de la méthode expérimentale, nous parviendrons peut-être à la connaissance de sa nature essentielle.

Le développement embryogénésique du phylloxera nous aidera à expliquer l'activité de son infection virulente ; la physiologie naturelle et pathologique de la vigne nous fera comprendre sa mort, en même temps que nous constaterons les conditions climatologiques et telluriques de sa vie normale. La pathologie végétale comparée nous fournira des bases nouvelles de déductions pratiques ; et la synthèse judicieuse de ces observations diverses nous ouvrira une voie nouvelle vers un traitement direct, rationnel et efficace.

Histoire naturelle des Aphidiens. — En 1868, M. Planchon découvrait le phylloxera vastatrix dans le domaine de M. Lagoy à Saint-Remy (Bouches-du-Rhône). Au printemps de 1869, M. Jules Lichteinstein de Montpellier, hasarda, le premier, l'opinion que ce puceron, qui attirait tant l'attention en Europe, était identique au puceron américain, à galles de la feuille, décrit pour la première fois par le docteur Asa Fitch, entomologiste de l'État de New-York, sous le nom de Pemphigus Vitifoliæ. En 1870, le professeur Riley réussit à établir l'identité de l'insecte des types gallicoles et radicicoles. La justesse de ces vues a été confirmée par les recherches ultérieures de MM. Planchon, Signoret, Balbiani, Cornu et d'autres savants français, et, en dernier lieu, du professeur Rœsler à Klœsternenburg, Autriche (Bush et Meissner).

Le phylloxera est de l'ordre des Hémiptères, section des Homoptères, genre des Aphidiens. Il se place, en entomologie, entre la cochenille et le puceron. Il ne se voit pas à l'œil nu.

Plus les insectes sont petits, plus la nature se complaît à favoriser leur multiplication génésique. Elle l'entoure de précautions excessives, qui luttent contre les causes de destruction, si nombreuses pour ces animaux inférieurs. Leur génèse est fort difficile à suivre, parce qu'elle diffère grandement, en apparence du moins, de celle des animaux vertébrés. Le phylloxera en est un des exemples les plus complexes; avant de découvrir le secret de ses métamorphoses, il était impossible de se rendre un compte exact de sa foudroyante propagation.

Cependant, depuis bien des années, les naturalistes avaient fait des travaux remarquables sur les cochenilles et les pucerons. Dès la fin du dix-huitième siècle, M. Thiéry de Ménouville nous a laissé un traité étendu de la culture du Nopal et de l'éducation de la cochenille. Le premier, il a relevé les erreurs de Réaumur et de Gëer.

Genèse Cochenilles.

« Les cochenilles pondent leurs œufs deux mois après leur naissance, et meurent peu de temps après. Ces insectes ont plusieurs générations par an. Quoique l'observation exacte n'ait pas bien constaté ces faits, nous croyons que les femelles ne reçoivent qu'une fois par an l'approche du mâle; et que les femelles des générations successives, pendant tout le cours d'une année, mettent au jour des petits vivants sans accouplement préalable... Elles auraient six générations par an... On a tenté plusieurs essais d'acclimatation de la cochenille dans le jardin du Dey, à Alger; mais il paraît, que la proximité de la mer est une circonstance défavorable, parce qu'elles n'ont pas pu y réussir (Blanchard). »

Cette fécondation agame bouleverse toutes les idées reçues ; nous allons voir cette doctrine prendre corps, et devenir le principe génésique de ces insectes.

Genèse des Pucerons.

Les pucerons ont été, pendant le siècle dernier, l'objet d'observations de la part de Leeuwenhock, de de La Hire et de Réaumur. Ces naturalistes les considéraient comme vivipares et hermaphrodites, ayant vu souvent chez eux la reproduction, sans secours du mâle.

C'est au même temps, où Réaumur dotait la science de si importantes découvertes sur les insectes, qu'un autre naturaliste célèbre, Charles Bonnet, de Genève, est venu étonner le monde savant par ses expériences immortelles sur la reproduction des pucerons. Il a tour à tour étudié, avec une patience surhumaine et un talent d'observation qui touche au génie, les pucerons du plantain, du sureau, du fusain et du chêne ; et il a pu suivre, jusqu'à dix générations, se succédant sans interruption et sans accouplement sexué.

En 1812, Kyber vit le puceron de l'œillet se multiplier sans le secours d'aucun mâle, pendant l'espace de quatre années. En 1825, Duvau obtint ainsi onze générations, dans l'espace de sept mois.

Ces faits curieux, vus et constatés par Bonnet, il y plus d'un siècle, ont été vérifiés depuis ; et, aujourd'hui, on ne peut élever aucun doute, contre ces expériences faites avec une si grande précision.

C'est le 23 août 1743 que Bonnet proclama cette éclatante découverte : « Ces insectes, à la fin de la belle saison, se comportent comme tous les autres insectes ; il y a des mâles et des femelles. L'accouplement a lieu ; les femelles pondent des œufs ; ceux-ci passent l'hiver. Le printemps venu, de jeunes femelles éclosent ; et, pendant huit, neuf et dix générations successives, elles mettent au jour des petits vivants. Tous sont des femelles, se reproduisant ainsi, sans accouplement jusqu'à l'automne. »

Cette étrange génération est appelée de nos jours, *procréation virginale, reproduction agame, parthénogénèse.*

La grande classe des insectes est ovipare. Elle est remarquable par le nombre des transformations, qu'elle subit. Les cochenilles et les pucerons, avec leur génération parthénogénésique, ne font pas exception à la règle. C'est ce qui a lieu aussi pour le phylloxera, qui offre une si grande affinité et une si étroite parenté avec ces deux genres d'insectes. Nous devons à MM. Planchon, Cornu, Lichteinstein, Signoret, et surtout Balbiani et Boiteau, l'histoire naturelle, à peu près complète, de ce féroce aphidien. Nous allons mettre à contribution leurs travaux.

Genèse du Phylloxera.

Ailées,

Sexuées, Aptères.

Un jour, vers le 15 juillet environ, s'abat, transporté par le vent, un essaim de petits moucherons, à peine visibles à l'œil nu ; ce sont des phylloxeras femelles ailées. Aussitôt arrivée, cette puceronne pond trois ou quatre œufs, à la face inférieure des feuilles, où sous les écorces en exfoliation.

Ces œufs sont de deux sortes. Ils donnent naissance, au bout de huit à dix jours, les plus gros à des femelles, les plus petits à des mâles. Les uns et les autres sont privés d'ailes.

Morituri te salutant, lecteur ! Pendant trois annés, nous ne trouverons plus un seul mâle dans la formidable progéniture, dont nous allons voir se développer les prodigieuses successions.

Ces petits insectes n'ont pas de tube digestif ; ils ne mangent pas. Nés pour l'amour seulement, ils vivent d'amour, et ils en meurent. Alertes, vifs, sans repos, ils se recherchent et s'accouplent avec ardeur. Le mâle succombe, dès qu'il a accompli sa mission. La femelle résiste davantage. L'œuf unique, qui remplit son corps, grossit lentement, distend sa peau et l'éclate.

OEuf d'hiver C'est l'œuf d'hiver, qui est fixé par un appendice léger à la face intérieure des lamelles de l'écorce, sur les bois de deux à dix ans d'âge, ou bien dans les crevasses des échalas. Cet œuf, d'abord jaune, passe rapidement à l'olive, et se tache peu à peu de points obscurs, qui lui donnent une teinte uniforme, presque identique à celle du bois, sur lequel il est déposé. Cette couleur sombre le rend introuvable ; on en a nié pour cela l'existence. Il faut l'habileté de M. Boiteau, de Villegouge, pour les apercevoir au fond de leurs retraites. Quant à moi, je n'en ai jamais vu. Cet œuf passe tout l'hiver, et résiste au froid. Ceux qui tombent à terre, et ceux, qui ne sont pas protégés par l'écorce, pourrissent avant d'éclore.

Mère pondeuse épigée.

Vers le 15 avril, un peu plus tôt, un peu plus tard, cet œuf éclôt, quand apparaissent les hannetons, quand nous arrivent les hirondelles. Il donne naissance à une larve femelle jaune-claire, sans ailes, qui, pendant les douze jours qui vont suivre, opère trois mues ; et arrive, au bout de quinze à dix-huit jours, à l'état de mère pondeuse, à peau plus épaisse et plus foncée. C'est le phylloxera femelle aptère, qui commence sa ponte sur les parties aériennes de la vigne. Pour la distinguer, je l'appelle mère pondeuse épigée.

Cet insecte mange et digère. A cet effet, il possède, en plus que les sexués, une trompe longue, fine et acérée, qu'il implante dans les tissus végétaux, où il puise sa nourriture. Nous rencontrerons désormais ce formidable suçoir dans sa descendance, jusqu'au nouvel œuf d'hiver de la fin du cycle.

Du 15 avril au 15 juillet, pendant trois mois environ, cette femelle épigée pond sur la face inférieure des feuilles, tous les quatre ou cinq jours. La quantité d'œufs pondus par un seul individu s'élève parfois à 600, après quoi il meurt.

Ces œufs sont bons. Ils éclosent dans les huit ou dix jours, et produisent des larves femelles aptères. Ce phénomène biologique se poursuit de la même façon, pendant huit et dix générations. Ce sont toujours des larves femelles aptères qui éclosent, et qui, chacune, parcourent les mêmes phases que leurs mères.

Hypogées. Au commencement de juillet, ces pucerons émigrent lentement vers les racines, soit en descendant le long du cep, soit en se laissant tomber sur le sol. Une fois en terre, ils choisissent leur place sur les radicelles, deviennent hypogés, et commencent, comme à la lumière, leurs pontes jusqu'aux froids.

Cette ponte est soumise exactement aux mêmes règles, que celle dont nous venons d'exposer les régulières péripéties. Un détail de plus à signaler : c'est que la mère pondeuse hypogée, à sa troisième mue, se couvre de tubercules qui la font, sous le microscope, ressembler à une tortue. Le phylloxera d'Amérique ne prend cet aspect tuberculeux à aucune époque de sa vie, presque exclusivement aérienne. Ce détail anatomique le distingue de son frère, le phylloxera virulent d'Europe.

Les épigées d'avril, mai, juin et juillet vivent sur les feuilles de la vigne et ne lui font aucun mal. Les hypogées, au contraire, qui ont élu domicile sur les racines, sont excessivement redoutables pour cet arbuste.

Hibernants. Aux premiers froids, les mues et les pontes s'arrêtent ; et au mois de janvier, le phylloxera s'engourdit sur les racines, arrêté dans ses transformations, au point où l'ont surpris les rigueurs de la saison. Il devient hibernant, comme sur terre les marmottes, et passe l'hiver dans une torpeur léthargique.

A l'époque du printemps, au réveil de la nature, au premier mouvement de la sève, il s'arrache au sommeil, se ranime à mesure que les chauds rayons du soleil pénètrent le sol, et reprend le cours de ses désastreuses évolutions.

Nous sommes en plein mois de mai; et, depuis vingt-deux mois, nous avons assisté à six périodes bien distinctes, dans l'existence du phylloxera. L'année nouvelle nous prépare d'autres surprises.

Du 15 août au 15 février, rien de nouveau à noter. Radicicoles.
Les pontes se succèdent avec une effrayante ponctualité. Les pucerons ne quittent plus les racines, qu'ils dévorent : ils sont devenus exclusivement radicicoles.

La colonie, partie de l'unité, touche à la myriade; et cette multiplication par milliards de millions, se multipliant par elle-même, atteint à des chiffres qui dépassent l'imagination humaine. M. Maxime Cornu donne, pour la descendance d'un seul insecte, en six mois, le nombre de dix milliards. M. Morren a calculé, qu'une femelle du printemps était la souche annuelle d'un quintillon d'individus. Enfin, Charles Bonnet était arrivé, à la huitième génération seulement, à la somme inouïe de 441, suivie de 12 zéros : 441,000,000,000,000.[1]

Faisons la part des exagérations et des causes de destruction ; il est malgré cela certain, que ces nombres fabuleux, bien que réduits, se multipliant par les générations de chaque femelle, à chaque génération, pendant les six mois chauds de plusieurs années, donnent une somme incalculable d'individus. On arrive ainsi à comprendre, comment un puceron microscopique peut détruire d'immenses étendues de vignes, et devenir un fléau pour un riche et puissant pays.

Depuis les sexués de la première année, nous n'avons vu que des vierges mères. Nous sommes à la troisième année, et la reproduction parthénogénésique n'a pas cessé. Il est logiquement impossible, que cette génèse, sans l'intervention du mâle, puisse se prolonger longtemps encore. Dans le fait, la colonie subit une lente dégénérescence des organes reproducteurs, et un affaiblissement progressif de la fécondité, à mesure que les générations agames se succèdent.

Voici ce qu'on a observé : les œufs se forment dans une matrice ou ovaire, communiquant avec l'extérieur par plusieurs tubes appelés tubes ovigères. L'œuf mûr se détache de la matrice, s'engage dans un de ces tubes et s'échappe au dehors. Les femelles aptères, de première génération, possèdent jusqu'à vingt-quatre tubes ovigères ; les autres perdent progressivement leurs tubes, à mesure qu'elles appartiennent à une génération plus éloignée du sexué. Les premières, avec leurs vingt-quatre tubes, pondent jusqu'à 600 œufs. Les dernières n'ont guère plus de deux ou trois tubes ovigères, et ne pondent que cinq ou six œufs seulement. La puissance de fécondité s'épuise lentement; la stérilité est prochaine, et l'extinction de l'espèce imminente. Malheureusement, nous allons assister à la régénération de la colonie.

Nymphes.

Vers le 15 juillet de cette troisième année, on commence à voir naître, de ces femelles épuisées, des filles, qui sont faites autrement que les autres. Elles sont plus allongées, présentent une petite tache noire de chaque côté du corselet, et subissent quatre mues au lieu de trois. A la quatrième, elles sont à la surface du sol ; et, à la place de leurs petites taches noires, se trouvent tout d'un coup avoir des ailes.

C'est la nymphe, le phylloxera ailé qui, comme sa mère, est toujours une femelle. La vie aérienne de la nymphe commence au 15 juillet ; sa sortie de terre est successive, et dure jusqu'au 15 octobre. Elle pond trois ou quatre œufs, qui seront les œufs d'hiver.

Le cycle est fini. En vingt-huit mois, nous avons observé huit métamorphoses :

Les ailées,
Les sexués,
L'œuf d'hiver,
Les mères pondeuses épigées,
Les mères pondeuses hypogées,
Les hibernants,
Les radicicoles,
Et les nymphes.

Nous voilà revenus à la femelle ailée, qui commence et qui clôt ce cycle embryogénésique. Avant de mourir, elle va, par les sexués ses enfants, imprimer à la colonie une nouvelle et énergique impulsion de fécondité.

Essaimage. Cette puceronne est munie de deux paires d'ailes; elle vole assez vite dans un air calme. En général, elle préfère se grouper en essaim, et s'abandonner au gré du vent. Son instinct la pousse à fuir les vignobles dévastés où elle a pris naissance, et à se mettre en quête de nouvelles pâtures pour les générations futures, qu'elle emporte dans ses flancs, et dont elle est la prévoyante pourvoyeuse. Les trains de chemins de fer, venant du Midi et se dirigeant vers le Nord, sont, à certaines époques de l'année, couverts de ces moucherons. Les marchandises diverses, expédiées des régions infestées, n'en sont point exemptes. Le plus souvent, emportées par les courants d'air, les ailées parcourent 15 ou 20 kilomètres d'un seul vol, et s'abattent sur les vignobles aux pampres vigoureuses, qui succombent, en quelques années, sous les suçoirs de ces voraces vampires.

Aperçu daté d'un cycle. Pour plus d'intelligence, parcourons ce cycle, une seconde fois, en précisant par des dates fictives les phases de cette vie, tour à tour aérienne et souterraine :

Du 15 *juillet, au* 15 *octobre* 1879.

Femelles ailées........................	Vie aérienne.
Sexués aptères	
Œufs d'hiver........................	

Du 15 *octobre* 1879, *au* 15 *avril* 1880.

Œuf d'hiver .... Vie aérienne.

Du 15 *avril, au* 15 *juillet* 1880.

Mères pondeuses. Épigées................ Vie aérienne.

Du 15 *juillet, au* 15 *octobre* 1880.

Mères pondeuses. Hypogées .... Vie souterraine.

Du 15 *octobre* 1880, *au* 15 *avril* 1881.

Premiers hibernants .... Vie souterraine.

Du 15 *avril, au* 15 *juillet* 1881.

Mères pondeuses. Hypogées .... Vie souterraine.

Du 15 *juillet, au* 15 *octobre* 1881.

Mères pondeuses. Hypogées.......
Nymphes ailées..................
Sexués..........................
Œuf d'hiver.....................
} ...... { Vie souterraine.
Vie aérienne.

Du 15 *octobre* 1881, *au* 15 *avril* 1882.

Deuxièmes hibernants.................... Vie souterraine.
Deuxièmes œufs d'hiver.................. Vie aérienne.

Existence simultanée de plusieurs générations.

A dater de cette troisième année, les évolutions génésiques du phylloxera se compliquent. Déjà, depuis la deuxième année, il a été difficile d'isoler bien précisément chaque génération. Si on admet, en effet, qu'une génération nouvelle apparaît tous les vingt-cinq jours ; et que, par exemple, la ponte de la première femelle aptère dure deux mois, ce qui est généralement reconnu, on rencontre bientôt dans la colonie des nièces plus âgées que leurs tantes (P. de Lafitte). Les descendants de ces nouveaux venus arriveront plus vite à la fin du cycle, que ceux de leurs grands parents. Tout se brouille dans la généalogie, au profit de la prolification incessante. Avant la huitième génération, des pucerons sont épigés, tandis que les autres sont hypogés depuis longtemps.

Lorsqu'on signale un point d'attaque dans une contrée jusqu'alors indemne, c'est la tache, qui décèle la présence du phylloxera. Il est trop tard pour un traitement d'extinction limitée, car l'invasion remonte au moins à trois ans. Cherchez; et, dans un périmètre plus ou moins étendu, vous découvrirez des parasites, à tous les âges de leur développement. La régularité de leur évolution métamorphique n'a point été troublée :

1° Vie aérienne. — Commencement du cycle — période de fécondation sexuée.

2° Vie souterraine. — Milieu du cycle — période de pontes parthénogénésiques.

3° Vie mixte. — Fin du cycle — période de régénération sexuée.

Telle est la génèse du phylloxera. J'admets qu'il existe encore quelques lacunes obscures, des irrégularités mal interprétées. Le fait fondamental subsiste, et suffit aux déductions pratiques.

Réinvasion du mois d'août.

Cependant, la Commission du phylloxera, siégeant près le ministère de l'agriculture, s'est émue d'une inconnue, dont l'importance n'échappera à personne. M. Dumas, dans la séance du 4 janvier 1879, de l'Académie des sciences, a annoncé que la commission se préoccupait beaucoup d'un fait encore inexpliqué, dans l'état actuel de nos connaissances, sur les modes de reproduction du phylloxera.

Vers la fin de juillet, au commencement d'août, les vignes, les plus énergiquement traitées par les insecticides et la submersion, subissent une réinvasion du parasite. C'est un fait, qu'il est impossible de révoquer en doute. Nous avions le phylloxera aptère épigé, et le phylloxera radicicole; l'insecte des mois chauds, et celui de l'hiver. Y aurait-il une troisième espèce de phylloxera, naissant au mois d'août, de pères et mères inconnus? La question est grave. Aussi, l'Académie, qui croyait avoir clos ses recherches sur ce point, s'empressa-t-elle d'inviter la commission du phylloxera a élucider ce nouveau problème.

M. Prosper de Lafitte, président du Comité central d'études et de vigilance de Lot-et-Garonne, et un des délégués de l'Académie des sciences, chargé de rechercher la cause de la réinvasion du mois d'août, a fort bien posé la question.

« Un mois ou six semaines après un traitement d'hiver, on trouve peu ou pas d'insectes. Au mois d'août, en septembre, en octobre surtout, on les retrouve tout à coup très abondants. Ce serait comme une explosion soudaine ! Voilà le fait. »

J'ai lu une grande partie des travaux publiés sur le phylloxera. Plusieurs d'entre eux sont excessivement intéressants à divers titres. Je ne me permettrai pas de les apprécier, ni de les classer suivant leurs mérites respectifs. Mais je n'ai rien rencontré de plus remarquablement pratique, que ceux de M. P. de Lafitte. Viticulteur riche et expérimenté, observateur patient et sagace, chercheur infatigable, écrivain concis, clair, méthodique et entraînant, il charme en enseignant, relève les courages abattus, et livre à l'ennemi commun des combats redoutables, dont les résultats partiels ne laissent pas que de donner de sérieuses espérances. J'ai en grande estime ses efforts constants, parce qu'il n'a pas désespéré de nos vignes françaises ; et que, placé au centre de contrées dévastées, il n'a pas cédé, comme tant d'autres, à l'engouement provoqué par les cépages américains.

Opinions de MM. de Lafitte, Falières et Faucon.

« Donner trop à l'imagination, dit M. de Lafitte, pas assez à une critique un peu attentive ; admettant trop légèrement, pour n'avoir pas pris la peine de bien chercher, que tous les insectes sont détruits par le traitement ; se laissant ensuite surprendre par leur descendance, faute de méthode et de suite dans les recherches ; ne pouvant ensuite expliquer d'une manière satisfaisante cette réinvasion soudaine, on s'étonne, on se décourage. Alors, plutôt que de s'accuser soi-même, on se laisse aller à prétendre, que l'histoire naturelle de l'insecte présente des lacunes, et à rejeter sur les entomologistes tous les embarras du moment. »

Dans les vignes phylloxérées, non traitées, on ne voit pas cette réinvasion du mois d'août ; sur les plants exotiques, on ne l'observe pas davantage. Les vignes badigeonnées à l'huile lourde, avec toutes les précautions prescrites par M. de Lafitte, ne présentent pas assez de pucerons en août, pour laisser prise à la supposition d'une reproduction soudaine et inconnue dans son origine. — Si on voit cette réinvasion, après le traitement par les insecticides et la submersion, c'est qu'il a échappé des phylloxeras, dont la multiplication normale, mal observée, mais prodigieuse, simule à un moment donné l'attaque d'une légion de réserve. — Rien n'empêche de supposer en même temps, qu'il existe des œufs d'hiver à éclosion tardive. Le procédé des badigeonnages lui-même n'a pas la prétention de tout détruire, dès la première année.

M. E. Falières, de l'Association viticole de Libourne, prend des vignes attaquées seulement sur des points bien caractérisés, ces points étant entourés de tous côtés par des vignes saines et vigoureuses. Après un bon traitement d'hiver, il établit: que la réinvasion a lieu dans les foyers mêmes, où on constatait, l'année précédente, la présence du phylloxera, les vignes environnant les foyers restant toujours sans insectes. N'est-on pas forcé de déclarer, que, dans ces cas, une cause latente, mais permanente, laisse persister au centre des foyers les germes de la réinvasion?

« Si, au printemps, ajoute M. de Lafitte, après un traitement, il reste quelque chose, c'est un insecte ou un œuf; je cherche vainement un troisième terme. Y aurait-il un cinquième œuf, déposé quelque part, où personne ne l'aurait vu; et, celui-là, ayant besoin, pour éclore, des chaleurs intenses du mois d'août? C'est bien invraisemblable; et cependant, on ne voit guère où chercher, si ce n'est dans cette direction. M. de Lafitte, pour toutes ces raisons, ne croit pas à la réinvasion du mois d'août; ses propres essais ne l'ont jamais conduit à observer rien de semblable.

M. Faucon avait vu, en septembre 1872, et en juin 1873, des hypogées de deuxième et troisième année sortant de terre, cheminant sur le sol et se chauffant au soleil. Cette remarque, faite depuis par plusieurs observateurs, est aujourd'hui admise dans la pratique. Des radicicoles, en assez grand nombre, abandonnent pendant l'été leurs retraites souterraines, se promènent à l'air, grimpent sur les ceps, chancellent et tombent au moindre souffle, vivent d'une vie précaire sur les feuilles, et courent à l'aventure vers des vignes plus succulentes; puis, à l'approche des froids, ou lorsqu'ils sont satisfaits de leurs recherches, regagnent lentement les racines, afin d'hiverner, comme leurs sœurs, qui n'ont pas vu la lumière.

Cette observation curieuse a valu à M. Faucon d'être chargé par M. le ministre, d'étudier la réinvasion du mois d'août. Déjà, le 11 juillet 1879, il adressait à M. le ministre une lettre établissant, que les insectes épargnés, dans les vignes soumises aux traitements les plus efficaces, étaient une des causes des réinvasions estivales.

Le 20 octobre 1879, je trouve, dans les comptes rendus de l'Académie des sciences, un mémoire de M. Faucon, qui achève de dissiper tous les doutes. M. Faucon et son fils se sont étudiés à observer, avec

ne patience digne de tous les éloges, la migra-
on sur le sol des pucerons à la recherche de
ouches à racines plus succulentes ; et ils ont sur-
ris le philloxera aptère, passant d'une vigne dans
autre.

Bien plus, à l'aide d'une planchette, fixée au bout
'un piquet et garnie de papier blanc, enduit d'une
ouche d'huile, ils ont tendu un piège aux phyl-
oxeras, qui, soulevés de terre par le vent, pouvaient
insi être transportés au loin. Dans ces conditions
révues, il fallait un vent du nord-est. Or, le 27
oût 1879, une brise assez forte du nord-est se leva,
t dura quelques heures. Ce fut suffisant, pour pro-
eter sur le papier huilé du piège 19 philloxeras
ptères. « Quand on pense, que ce papier huilé ne
résentait que 50 centimètres carrés, et qu'il n'a
allu qu'un instant, pour qu'il reçût 19 philloxeras,
n est effrayé de l'incalculable quantité de ces in-
ectes, qui, soulevés par le vent, vont porter au loin
'infection, pendant tout le temps de leur longue
érégrination à la surface du sol, laquelle a une
lurée de deux à trois mois. » (Faucon.)

La réinvasion estivale n'est donc pas due, comme
n le redoutait, à un mode de reproduction incon-
ue du phylloxera. Elle a trois causes certaines :

1° La survivance de quelques pucerons, malgré
es traitements les plus efficaces ;

2° L'éclosion tardive de quelques œufs d'hiver ;

3° Enfin, le cheminement estival de l'insecte ap-
ère à la surface du sol, fuyant des vignes infectées,

pour en trouver de moins malades et de plus succulentes.

Nous voilà édifiés sur l'histoire naturelle du phylloxera. Avant que de le mettre en présence de la vigne, et d'étudier ses ravages, j'ai besoin de rappeler certaines notions d'organographie végétale, que j'exposerai à grands traits, insistant plutôt sur les fonctions que sur les organes. J'appellerai l'attention sur certains détails, que je désire mettre spécialement en lumière. L'oubli ou l'ignorance de ces connaissances est, j'en suis persuadé, la cause des tâtonnements, des faux pas, des méthodes vicieuses, et de l'insuccès des nombreux traitements, dirigés contre la maladie phylloxérique.

Organes passifs. PHYSIOLOGIE NORMALE DE LA VIGNE. — La vigne, comme les arbres et arbustes dicotylédonés, se compose d'une tige, qui plonge dans le sol ses racines, et dans l'air, ses branches et ses rameaux. Les radicelles se terminent par des spongioles; les rameaux sont couverts de feuilles. La tige est formée par le tissu ligneux ou bois. De l'extrémité des rameaux à celle des radicelles, la constitution du bois est la même : à l'extérieur, l'écorce; au centre, le canal médullaire et la moelle.

Examiné dans le sens longitudinal, le bois présente des vaisseaux fibreux et des vaisseaux aériens ou trachées. Les premiers servent à la circulation de la sève ascendante; les seconds, à la respiration des plantes. Entre eux, sont disposés les rayons médullaires. Ces rayons, qu'on aperçoit mieux sur une coupe transversale, s'irradient en étoile, de la moelle à l'écorce. Leur tissu, purement cellulaire ou utriculaire, offre une surface essentiellement perméable aux liquides et aux gaz, qu'ils viennent de l'écorce du bois ou de la moelle. La moelle présente la même constitution que les rayons médullaires ; elle est traversée par quelques vaisseaux fibreux et trachéens.

L'écorce, composée comme le tissu ligneux, le recouvre dans toute sa longueur ; l'enveloppe herbacée tapisse sa face interne. Dans cette enveloppe, s'opère la décomposition de l'acide carbonique absorbé par la respiration. Les rayons solaires favorisent cette décomposition ; l'obscurité la suspend complètement. En dedans de l'enveloppe herbacée, rampent les couches corticales ou liber, au milieu desquelles s'allongent les vaisseaux laticifères de la sève descendante. L'écorce est revêtue à l'intérieur d'un épiderme général, qui s'épanouit en couches minces sur les racines et sur les feuilles, et est recouverte d'une multitude de pores corticaux, stomates ou bouches. Ces stomates, fort nombreux sur la tige, les rameaux et les feuilles, manquent complètement sur les racines. Ils servent à l'absorption, la respiration et même à l'excrémentition du végétal. Les racines enfin s'enfoncent dans le sol, et s'y subdivisent en corps de racines ou mésophyte, radicelles et chevelus.

Voilà les organes, pour ainsi dire passifs, de l'arbuste. Les organes actifs sont les spongioles et les Organes actifs.

feuilles; ceux-là méritent une sérieuse attentio

Spongioles. Le chevelu est la vraie racine de la plante. Il pr sente, à son extrémité capillaire, la spongiole, p laquelle se fait l'absorption des sucs nourriciers. C spongioles ont une grande analogie avec les feuille comme ces dernières, elles périssent et se reprodu sent chaque année. L'analogie est assez complèt pour que certaines radicelles exposées à l'air pr duisent des feuilles, au lieu des fibres radiculaire tandis que des tiges, comme les sarments de la vign enfouies dans la terre, donnent des racines par leu bourgeons, au lieu des feuilles qui auraient écl si le sarment avait vécu d'une vie aérienne.

Les spongioles peuvent seules absorber les su nourriciers. Pour s'en convaincre, il suffit d'a racher une plante, et de ne plonger dans l'eau q ses spongioles; la végétation se continue activemen Si, au contraire, on immerge les radicelles par le partie moyenne, de manière que leurs extrémit ne touchent pas au liquide, la plante périt infallibl ment, à cause de l'absence des spongioles.

Feuilles. Leurs fonctions. Les feuilles sont des organes membraneux, hor zontaux, naissant sur la tige, les rameaux et mên immédiatement sur le collet de la racine. Elles o toujours deux faces : l'une supérieure, lisse et co verte d'un épiderme très adhérent; l'autre inf rieure, plus ou moins armée de poils, multipliant surface d'absorption. Cette face inférieure des feu les est ordinairement munie de nombreux stomat

Les feuilles sont formées par le prolongeme

d'un faisceau vasculaire venant de la tige, par le parenchyme provenant du tissu cellulaire, et enfin par l'épiderme qui les recouvre dans toute leur étendue. Les vaisseaux de la feuille sont identiques à ceux de la tige; ils se composent de tubes aériens et de vaisseaux fibreux.

Les feuilles sont un véritable organe digestif. Elles absorbent dans l'air les principes nutritifs, qu'il renferme à l'état gazeux, ou en dissolution dans l'eau. Elles exercent sur eux une action puissante, comme aussi sur la sève, provenant de la tige. Elles rejettent au dehors des matières inutiles à leur alimentation, par la respiration, par une espèce de perspiration, et même par l'exsudation d'excréments solides ou liquides.

Elles partagent ces fonctions avec les racines; souvent même elles en sont chargées exclusivement; car on voit de très grands arbres, qui n'ont que de très petites racines, et dont les parties supérieures très développées servent seulement à la nutrition. Les racines, à leur tour, participent aux fonctions d'excrétion des feuilles, et rejettent une matière brune particulière, composée d'acide ulmique. C'est à cette matière qu'on peut attribuer la cause, qui empêche certains végétaux de croître dans le voisinage de quelques autres; et au même végétal, de vivre longtemps ou de revenir souvent dans le même sol.

Nous parlons de circulation, de transpiration, de digestion, de défécation chez les végétaux, comme s'il s'agissait d'un animal. Il semble que ces descriptions soient préparées à plaisir, pour fair mieux saisir les principes de l'organographie végé tale. Il n'en est rien. Les lois, qui régissent la créa tion, s'imposent unes et identiques à l'universalit des corps organisés. La cause première, qui ordonn les mondes, procède à ses œuvres les plus parfait par une sublime simplicité, devant laquelle la raiso humaine demeure confondue. Sachons nous ir cliner en face du Grand Tout ; et admirer avec re cueillement, quand il nous est permis de soulev un coin du voile, et d'être éblouis par l'éclatant manifestation de l'immuable sagesse !

Les plantes, comme les animaux, digèrent et re pirent. Leur organisation obéit aux mêmes règle primordiales, que celle des êtres vivants. Nou connaissons les organes ; voyons les fonctions.

Fonction

Sève ascendante.

La nutrition est la fonction, par laquelle le végétaux s'assimilent une partie des matières solide liquides et gazeuses, répandues dans le sein de l terre ou dans l'air atmosphérique ; et qu'ils y absor bent, soit par les spongioles, soit par les feuilles. Le spongioles pompent l'eau souterraine et les sub tances, qui y sont en dissolution. Ce liquide com plexe pénètre dans les vaisseaux fibreux, et pren le nom de sève. Il s'élève dans les racines et la tig avec une force surprenante. Quelques expérienc ont démontré, que cette force est supérieure à pression atmosphérique ; car elle peut élever le me cure dans un tube, à près de 90 centimètres ; tand que la pression de l'atmosphère ne l'élève que ju qu'à 76 centimètres. La sève renferme en suspension ou en solution les véritables principes nutritifs, qu'elle dépose dans l'intérieur de la plante, à mesure qu'elle traverse ses tissus. Elle s'élève, s'élabore, acquiert une densité plus grande, et offre successivement à l'analyse des acides acétiques et oxaliques libres ou combinés, de l'albumine, du sucre, etc.

La sève circule dans le tissu ligneux, et se met en contact en chemin avec les rayons médullaires, le tissu utriculaire et les vaisseaux aériens. Elle monte, tant qu'elle atteint les feuilles ; c'est pour cela qu'on l'appelle sève ascendante.

Lorsque la sève est parvenue dans les feuilles, elle y est profondément modifiée par ces organes. Elle perd une partie de ses propriétés ; et elle en acquiert de nouvelles, par suite de la transpiration, de la respiration et de l'excrétion végétale, qui sont elles-mêmes le résultat de la nutrition. Puis, elle descend vers les racines, en prenant une direction différente, c'est-à-dire, en passant entre l'écorce et les couches ligneuses, en suivant les vaisseaux laticifères.

La transpiration s'opère sur la face supérieure de la feuille, par l'évaporation d'une partie de l'eau, que la plante a absorbée. Cette évaporation se fait le plus souvent sous forme de vapeurs ; elle devient visible, lorsqu'elle est abondante, ou qu'une température très basse la condense en gouttelettes distinctement apparentes. Dans des expériences bien conduites, on a soustrait les plantes à l'influence de l'air átmosphérique ; et, alors que la rosée ne pouvait pas intervenir comme cause d'erreur, on a vu que ces gouttelettes étaient dues uniquement à l'évaporation physiologique.

La respiration des végétaux a beaucoup de rapport avec celle de certains animaux inférieurs. C'est dans les feuilles que la sève réagit, soit sur l'air, soit sur l'acide carbonique qu'il renferme. Elle les décompose, fixe le carbone, une partie de l'oxygène de l'air, se change en fluide nourricier, et exhale un air riche en azote, et moins riche en oxygène. Pendant le jour et à la lumière, c'est ainsi que tout se passe. Pendant la nuit, c'est le contraire : les feuilles absorbent de l'oxygène, et expirent de l'acide carbonique. De là, le danger de coucher dans une chambre fermée, contenant des feuilles et des fleurs en grande quantité.

L'air, qui pénètre dans les feuilles, se rend dans toutes les parties du végétal par les vaisseaux aériens, et y est décomposé. Les produits, qui proviennent de l'élaboration de la sève, et qui sont inutiles à son alimentation, sont rejetés hors du végétal. On rencontre sur les feuilles, les branches, la tige : des résines, de la cire, des huiles fixes, de la manne, des matières sucrées ; et autour des racines : des sels ammoniacaux, des produits hydro-carburés, des sels minéraux et de l'acide ulmique.

Les plantes cherchent dans le sol et dans l'air autre chose que de l'acide carbonique, de l'oxygène et de l'azote. Elles se nourrissent encore de substances minérales en dissolution : potasse, soude, ammoniac ; ou même en suspension : silice, oxyde de fer, phosphate de chaux et de magnésie, etc. Ces substances minérales sont indispensables à la constitution des végétaux ; c'est pour cela, qu'on les introduit artificiellement dans le sol sous forme d'engrais. D'autres substances sont plus spécialement destinées à certaines plantes, végétant seulement dans les sols qui en renferment : tels sont les chlorures, bromures et iodures de sodium, que l'on trouve dans les plantes marines. Le résultat de cette nutrition est l'accroissement de la plante, et le développement de nouveaux organes, dont les uns contribuent à la nutrition, et les autres à la reproduction (C. Favrot).

Sève descenda

Nous avons vu la sève ascendante, élaborée à la surface des feuilles, descendre le long de l'écorce par les vaisseaux laticifères. On a longtemps contesté l'existence de la sève descendante ; aujourd'hui elle est généralement admise. Ne la confondons pas avec les sucs laiteux et diversement colorés des pavots, des euphorbes, des chélidoines, etc. Ces fluides poisseux sont excrémentitiels. Il n'est pas aisé de cueillir la sève descendante, mais il est facile de la faire se manifester par ses effets immédiats.

Si on pratique une ligature serrée à une tige de vigne, il se produit peu à peu au-dessus d'elle un bourrelet circulaire, qui est évidemment formé par une sève, provenant des parties supérieures du végétal. Cette sève contribue à sa nutrition, en renouvelant le cambium, et en lui fournissant les matériaux nécessaires à la formation des organes, auxquels il doit donner naissance. La sève descendante circule dans les fibres creuses du liber, et dans les méats intercellulaires qu'elles renferment. Une partie de ses éléments constituants se mêle au cambium, pénètre dans les rayons médullaires, et répand la vie dans tout le système.

Prenons un sarment et plantons-le, pour reproduire la vigne par bouture. Il n'a ni racines, ni feuilles ; il tient en réserve un peu de sève ascendante et beaucoup de sève descendante. La sève ascendante ne circule pas, puisqu'il n'y a pas encore la cheminée d'appel des feuilles, qui déterminent l'ascension par une puissante succion. Cependant le sarment végète, pousse des racines à chaque merythalle, des feuilles à chaque bourgeon, et devient plant enraciné. Que s'est-il passé? Sous l'influence de la chaleur et de l'humidité, la sève descendante, et le cambium emmagasiné dans la tigelle, gonflent les bourgeons, et leur font donner des racines en terre et des feuilles dans l'air. A peine développées, les feuilles puisent, avec une énergique activité dans l'atmosphère, les éléments de nutrition. La sève descendante abonde et regorge par le bout inférieur, où elle donne naissance à un bourrelet hypertrophique couvert de racines. Pour les mêmes raisons, ce bourrelet de nouvelle formation se rencontre dans les boutures greffées par la méthode anglaise, et forme en partie le cal de reprise des greffes.

Si la descente de la sève est ralentie ou arrêtée, la végétation se ralentit ou s'arrête en même temps. A l'époque des vendanges tardives, par exemple, une forte rosée blanche fait tomber les feuilles, et arrête la maturation du raisin. On peut vendanger; il ne mûrira pas davantage, pendant que les vignobles voisins, préservés de la rosée blanche, poursuivront leur vie œstivale, jusqu'au parfait développement du fruit.

La connaissance de ce phénomène a conduit à maintenir l'équilibre dans les branches correspondantes des espaliers ; si une d'elles s'emporte, tandis que l'autre s'étiole, il suffit d'effeuiller à demi la branche la plus puissante, pour arrêter ses progrès, et imprimer une impulsion vigoureuse au bras opposé qui languit.

Un dernier fait: tout le monde connaît le mode de végétation de la pomme de terre. Les racines de ces plantes se couvrent de tubercules féculents, qui sont dus uniquement à l'action de la sève descendante. En voici la preuve : les bourgeons, qui naissent à l'aisselle des feuilles normales, se renflent en masses féculentes plus ou moins arrondies, toutes les fois que, par une incision transversale faite vers la base de la tige, ou simplement en la ployant assez sans la casser, on a rendu plus difficile la marche de la sève descendante. Il n'est pas rare de voir dans les champs, des tiges de pommes de terre, sur lesquelles on a marché, présenter la plupart de leurs bourgeons axillaires, renflés en tubercules plus ou moins verts, absolument semblables, pour la forme, à ceux des branches souterraines, mais terminés à leur sommet par de petites feuilles normales (P. Duchartre). Ce phénomène nous expliquera la naissance des nodosités phylloxériques.

Il est inutile d'insister plus longuement sur les vertus de la sève descendante. Cette fonction primordiale est provoquée et entretenue par l'œuvre d'élaboration, qui s'opère sur la face supérieure des feuilles, et le travail incessant d'absorption, qui se produit à leur face inférieure.

orption liquides ır les uilles.

La question de l'absorption de l'eau par les feuilles est, depuis un siècle, un objet de controverse dans le monde savant. En 1861, M. Duchartre, après des expériences suivies et répétées pendant quatre années, a été conduit à la négation de cette précieuse propriété. Tout le monde sait cependant, que des feuilles placées sur l'eau par leur face inférieure, qui est spécialement disposée pour l'absorption, s'y maintiennent fraîches pendant plusieurs semaines, tandis qu'elles se fanent et meurent promptement, si on les place sur l'eau par leur face supérieure. On sait encore que l'on ranime facilement des plantes en bottes, en les aspergeant d'eau ; c'est ce que font constamment les fleuristes et les fruitiers. Des fleurs dépourvues de feuilles se fanent rapidement, même quand on fait tremper leurs tiges dans l'eau. Tout cela est en opposition avec les expériences de M. Duchartre (L. Figuier).

Le problème vient d'être résolu définitivement par un savant botaniste anglais, le révérend Georges Henslow. Le *Gardner's chronicle* donne un extrait de ses travaux, dont nous allons emprunter quelques passages.

Bien des physiologistes ont pensé, que l'eau de pluie ou des arrosements, la rosée et la vapeur d'eau n'avaient d'autre action, que d'arrêter la transpiration des parties vertes ; des observations nombreuses établissent qu'il y a absorption. Outre l'eau pure, des matières nutritives dissoutes dans l'eau peuvent être absorbées ; il en est de même de différents sels, notamment des sels ammoniacaux amenés au contact de la plante par la pluie.

Des plantes cultivées en pot ont fourni des moyens faciles de constater l'absorption. On a cessé les arrosages, et la terre est devenue très sèche ; alors les plantes qui, dans ces conditions, devaient rapidement dépérir, par exemple les Mimulus Moschatus, ont été maintenues dans un état de végétation vigoureuse, tout simplement, en plaçant les extrémités de quelques ramifications dans l'eau.

Quand les feuilles sont portées par un support ligneux, la perte d'eau par évaporation est plus forte que l'absorption, qui a lieu par le support de texture ligneuse ; la branche se flétrit. Si alors on immerge un certain nombre de feuilles, pendant un laps de temps suffisant, la face inférieure de ces organes aériens absorbe le liquide, le répand dans la tige à l'aide des canaux du latex, et rend la fraîcheur et la vie à la branche flétrie.

Jaunisse ou foltage.

Par contre, le défaut d'absorption de l'eau par les feuilles détermine la maladie de la vigne, qu'on a appelée la jaunisse ou le foltage. Sans raison appréciable, des ceps pleins de vigueur se fanent, et tout le développement de l'année périt. Ces pieds sont disséminés, et n'offrent aucun des caractères connus du phylloxera, ni d'une végétation cryptogamique.

A. Leclerc, directeur du laboratoire agronomique de la Société des agriculteurs de France, a mis ce fait hors de doute. La jaunisse n'est point une maladie proprement dite ; c'est un accident physiologique de la végétation.

Qu'à un instant donné, par un été sec et chaud, le soleil frappe de ses rayons brûlants le feuillage très développé de la vigne, il y aura accroissement dans la transpiration d'autant plus énergique, que la température sera plus élevée et l'air moins saturé de vapeurs. Comme la quantité d'eau, perdue par les feuilles, ne peut être instantanément remplacée en totalité par celle que les racines absorbent, et que les feuilles puisent à peine dans une atmosphère desséchée, les feuilles et les jeunes tiges cèdent les liquides de leurs tissus, se fanent et périssent, si la perte d'eau atteint une certaine limite.

J'ai insisté à dessein sur ces remarquables fonctions des feuilles : transpiration, élaboration des sucs nourriciers et absorption de l'eau, tenant en dissolution des sels. Pour compléter cette étude d'organographie, il me reste à exposer quels en sont les résultats immédiats.

Quand, au printemps, au moment où la sève est en mouvement, on enlève l'écorce d'une branche, elle se sépare facilement du corps ligneux. Entre les deux parties constituantes du corps de la branche, semble exister un liquide mucilagineux, qui paraît à la fois unir et séparer l'écorce et le bois. Ce liquide est un véritable tissu à l'état naissant; il a été désigné sous le nom de cambium. Le rôle qu'il remplit est extrêmement important, dans les phénomènes de la végétation, et surtout de l'accroissement de la tige. Cambium.

Il est produit par les sucs élaborés dans les feuilles, transportés par les vaisseaux du latex, et tranformés en sève descendante. En se répandant, par exsudation, à travers les parois des vaisseaux laticifères, le fluide nutritif abreuve les tissus, au milieu desquels ils sont placés, et produit le cambium. En un mot, le fluide nutritif, dans les végétaux, agit comme le sang chez les animaux, qui, en pénétrant chaque organe et chaque tissu, y laisse les matériaux de sa nutrition et de son accroissement.

Bien que les vaisseaux du latex existent presque uniquement dans l'écorce, le fluide élaboré, qu'ils contiennent, se répand de proche en proche par les tissus utriculaires et les rayons médullaires. C'est ainsi, que des couches ligneuses nouvelles s'ajoutent aux précédentes; c'est ainsi, que le latex va former des dépôts de cambium jusqu'à la moelle, au milieu des masses de tissus utriculaires, qui entrent dans la composition de la plupart des organes de la plante (A. Richard).

Je crois avoir exposé avec clarté les notions d'organographie, que je voulais mettre en relief. La vigne nous a livré le secret de sa splendide végétation. Nous avons dissipé les mystères de l'embryogénésie du phylloxera. Voilà l'ennemi d'un côté; sa victime de l'autre. Nous allons les mettre en présence, et noter les péripéties du drame, qui va s'accomplir sous nos yeux.

PHYSIOLOGIE PATHOLOGIQUE DE LA VIGNE. — Dans un vignoble éloigné de tout foyer d'infection, il est à peu près impossible de surprendre l'arrivée du phylloxera ailé. Durant la première et la seconde année, la vigne ne présente aucun symptôme de maladie. Dès la troisième année, les points d'attaque apparaissent; à la quatrième, la tache est manifeste, et la vigne succombe. C'est du moins ainsi, que cela se passe dans notre arrondissement.

Dans les vignes de Perreux, où nous avons signalé la tache initiale de cet été, le propriétaire avait déjà vu, l'an passé, des signes de dépérissement isolé, sans en soupçonner la cause. A Saint-Romain-le-Puy, près de Montbrison, le premier vigneron atteint crut que la petite tache, qui se dessinait sur son champ, était le résultat d'un coup de foudre.

Taches phylloxériques.

L'aspect d'une vigne phylloxérée, à sa quatrième année, est remarquable. Au milieu de ceps poussant normalement, on observe une tache plus ou noins régulièrement arrondie, comprenant 20 ou 30 ceps au plus, sur lesquels la végétation semble 'être suspendue. Les sarments sont courts, grêles, ans fruits. Les feuilles marbrées, jaunâtres, étioées tombent avant les froids. Quelques rameaux ont desséchés; quelques ceps ont péri. Si on ssaie d'arracher les pieds morts, ils viennent failement à la main, et n'ont ni chevelus ni radielles.

La région périphérique est moins verte; les sarnents sont assez longs, mais ne portent pas de aisins. La vigne souffre plus que dans le reste du hamp, où elle végète avec vigueur. Chacune de es parties du vignoble seront atteintes, l'une après 'autre : la plus rapprochée de la tache, l'an qui ient; la plus éloignée, dans deux ans.

En faisant nos recherches sur le point d'attaque e Perreux, nous avons découvert un très grand ombre d'autres taches. Ces points malades préentent tous les âges de la maladie ; et, comme ils e se sont manifestés que cette année, j'estime que maladie est à sa quatrième année.

Inexactitude de la théorie phylloxérique triennale.

Dès lors, je demande comment les taches ont pu utant se multiplier, et le mal se propager, d'un remier bond, sur une superficie large de 3 kiloiètres et longue de 7, si l'évolution triennale du hylloxera est absolument vraie. L'ailé est arrivé, y a quatre ans ; la fin du cycle a dû survenir l'an assé ; nous en sommes, cette année, aux enfants des econds œufs d'hiver. Je ne m'explique plus les points d'attaque nouveaux, ni l'étendue des sur faces envahies à des âges différents.

Il faudrait supposer, que l'essaimage s'est fait dan des conditions formidables et inconnues, jusqu'à c jour, pour couvrir en une seule année 21 kilom carrés; ou bien, que chaque année, le vol de nom breux essaims successifs emportés par des vents, : même direction, s'est abattu sur les mêmes vigno bles. Cette invasion, à répétition régulière, m paraît singulièrement problématique, car le plu prochain foyer d'infection est à Saint-Romain-le Puy, à près de 60 kilom. de distance ; et que l'es saim, pour parvenir à Perreux, a dû traverser l'é paisse chaîne des montagnes d'Auvergne, qui sépar la plaine du Forez de celle de Roanne. Cette hypo thèse me semble encore bien obscure. J'essaierai dans le cours de ce travail, d'y substituer une autr théorie plus rationnelle et plus pratique.

Taches non phylloxériques.

L'aspect des vignes phylloxérées ne constitue pa seul le symptôme pathognomonique de la maladie J'en ai vu qui offraient absolument la même ap parence, et qui n'avaient pas de pucerons. A Am bierle, sur un coteau granitique, entièremen complanté de vignes, dans un sol peu profond, à sédiments feldspathiques, j'ai visité dix taches, qu simulent à s'y méprendre des points d'attaque J'en ai trouvé à Riorges, chez madame Ve George Michaud ; au faubourg Mulsant, chez M. Dialberty; à Noailly, chez M. Ducoing; à S.-Pierre la Noailles, chez M. Audiffred ; à la Mirandole chez madame Ve Cancalon. Les ceps y sont rabougris ; ils périssent, s'arrachent facilement, et n'ont plus de radicelles. On dit que le terrain, au niveau des taches, est trop froid, trop humide, etc. ; toutes raisons qui n'en sont pas, lorsqu'on observe avec soin. Il est à remarquer, que ces taches s'étendent peu, existent depuis longtemps, et qu'on a vainement essayé d'y replanter la vigne.

J'attribue au pourridié ces désordres inexpliqués ; et j'ai conseillé de lutter contre le mycelium, avec des engrais chimiques phosphatés et du sulfate de fer (20 à 30 gram, par cep, de vitriol vert). La poudre de M. Davis est bonne dans ces cas particuliers ; elle renferme de la potasse, de la chaux, de l'acide phosphorique, mêlés à une portion convenable de pyrite ferrugineuse. Quelques essais dirigés dans ce sens me font espérer de bons résultats. Pourridié.

On rencontre, dans les vieux auteurs, des exemples curieux de taches, qui pourraient enduire en erreur, et faire croire à l'origine ancienne de la maladie phylloxérique. L'extrait suivant d'un ouvrage du professeur Wyss, sur l'Oberland, publié à Berne en 1817, nous offre une remarquable description d'une maladie de la vigne, qui simule, à s'y tromper, des points d'attaque. « On est frappé de l'aspect singulièrement tacheté du terrain, sur les coteaux et même au milieu des vignes, qui entourent Merlingen. On y remarque, même en été, et parmi la verdure d'une riche végétation, des plants qui portent la teinte jaunâtre-morte de l'automne.... On n'a point examiné, qu'elle peut en être la caus naturelle, mais il paraît, qu'elle a du rappor avec une maladie de la vigne, qui règne dans ce lieux, et que l'on y nomme *verderber* (destruc teur).

Tous les ceps périssent, dans les places qui e sont attaquées; et ceux qu'on y plante, pour le remplacer, ne prospèrent pas. Cette maladie es contagieuse, et s'étend toujours plus au loin. Ell se manifeste d'abord à la racine, qui pourrit... Les bouts des échalas, ainsi que toutes les par ties ligneuses de la plante, se couvrent de moi sissures, se décomposent et contractent une odeu fétide.

On attribue ce mal à la qualité et à la quantit des engrais ; ou bien, suivant les conjectures sa vantes du grand Haller, à une espèce de plante sou terraine de la famille des Lichen, *le Lichen sub terraneus*..... Ces places jaunes donnent lieu au joyeux bateliers d'exercer leur malice, en racon tant aux voyageurs : que ce sont les champs, où le habitants de Merlingen semèrent du sel jadis, ave la ferme persuasion, qu'il y germerait. »

Ne dirait-on pas, observe le rédacteur du *Temps* auquel j'emprunte ce récit, voir la description d phylloxera, en 1879? Pour être certain qu'une vign est phylloxérée, l'aspect tacheté ne suffit pas ; i faut de toute nécessité y constater la présence d phylloxera lui-même.

Recherche du puceron sur les racines.

On ne le trouve plus au centre de la tache ; il déjà fui les ceps empoisonnés. Les fouilles seront ratiquées dans la zone peu éloignée, paraissant ncore saine. Un cep phylloxéré se manifeste sû-ement par des renflements ou nodosités, sur les adicelles superficielles. Lorsque les racines super-icielles sont exemptes de renflement, le phylloxera 'existe pas non plus sur les racines profondes. Vers la fin d'août, jusqu'au commencement d'oc-obre, les souches présentent, au collet de la racine, le jeunes radicelles, qui, en raison du peu de pro-ondeur ù elles se trouvent, sont faciles à mettre u jour.

Les chevelus sont couverts de ces renflements normaux, produits par la piqûre du puceron. Ils ourrissent bientôt; et l'insecte les abandonne, pour se transporter sur des radicelles fraîches. A mesure que celles-ci se décomposent, les pucerons se ras-semblent sur les parties plus grosses de la racine, usqu'à ce qu'enfin le système radiculaire soit lit-éralement détruit. Quand les racines fibreuses ont disparu, les parasites empêchent la formation de nouvelles racines, et s'établissent sur les racines plus fortes, qui se désorganisent et pourrissent à leur tour, vers la fin de la troisième ou quatrième année. C'est alors seulement, que les symptômes extérieurs de la maladie deviennent manifestes, par l'aspect souffreteux, jaunâtre de la feuille, et la végéta-tion rabougrie du sarment. Puis la vigne meurt. (MM. Bush et Meissner.)

Virus phylloxérique.

Ce qui m'a le plus frappé dans ces recherche: et qui saute aux yeux des moins clairvoyant: c'est le nombre relativement restreint des pı cerons sur les racines. Il semble que, poı détruire un arbuste aussi robuste que la vigne, faille des légions innombrables de ces microsc(piques aphidiens. Or, quand on voit la difficul qu'on éprouve, du moins dans nos contrées, poı le découvrir et l'étudier, on hésite à croire, qı l'insecte seul soit la cause de la mort du végéta

M. M. Cornu, dans ses admirables travaux sı l'action nocive du phylloxera sur les radicelles, parfaitement établi : que la nodosité ne périt pa d'autant plus vite, qu'elle est recouverte de plı d'insectes ; que ce n'est point un venin particulie qui empoisonne la radicelle ; et que c'est sa chut seule, qui entraîne la mort du cep. Entendon: nous. La vigne meurt évidemment, quand elle e: privée de ses radicelles; mais je maintiens juste ment, que ces radicelles périssent par intoxicatio virulente. Puisque ce n'est pas le nombre des p qûres, qui fait le danger, c'est donc l'intensité d virus inoculé, qui détermine l'infection général et la mort.

Je suis étonné que M. Cornu ait côtoyé d'aus: près la vérité, sans en être séduit. Ce savant natı raliste voit tous les faits; il les observe avec un scrupuleuse exactitude; et, quand il a entre le mains les preuves les plus évidentes, il se dérobe absorbé par une théorie préconçue, et il fuit pa tangente, en négligeant ses propres découvertes, et en leur faisant subir le joug de son hypothèse.

Le phylloxera n'agit pas de même : il s'éloigne avec dégoût des plants prêts à succomber. Les sucs, qu'il y puiserait, sont toxiques ; il les évite. S'il en était autrement, quelle est la raison qui leur ferait abandonner une vigne, dont les racines sont encore succulentes ? Les radicelles sont mortes ; mais les autres racines ne sont point desséchées, et l'arbuste n'est pas crevé. Il n'en vaut pas mieux, il est vrai, car rien ne peut le rappeler à la vie ; il meurt fatalement. Personne n'ignore que la vigne est un des arbustes les plus résistants. Il est certain que la chute de toutes ces radicelles, dans des conditions ordinaires, n'entraînerait pas sa mort. Elle pousserait au printemps des racines adventives, qui rétabliraient sa végétation, comme sur un sarment de bouture. La vigne phylloxerée, au contraire, est morte d'avance : nettoyée, taillée, replantée avec le plus grand soin, elle ne donne plus signe de vie, parce que sa force de végétation est tarie, et qu'elle est empoisonnée ; le virus l'a anéantie.

M. Cornu nous a fait connaître la texture intime de la nodosité. Je m'empare de ses travaux, et je les expose sans les plier à aucune théorie. Nodosités.

Il faut se garder de confondre avec un renflement pathologique certaines productions vigoureuses, poussant à l'extrémité des radicelles. Celles-là sont le résultat d'une végétation luxuriante.

La nodosité phylloxérique n'est jamais développée

à l'extrémité de la radicelle ; le jeune phylloxera se fixe tout près du point végétatif. L'altération, qui en est la conséquence, n'atteint pas son maximum au niveau où se tient l'insecte ; les changements les plus profonds s'observent plus haut. La nodosité spécifique jaune tendre, recourbée en crochet, se forme *au-dessus* de la piqûre ; et cette courbure des crochets est elle-même le résultat d'une piqûre, au centre de la concavité, par un autre puceron.

La structure anatomique du renflement montre qu'il est produit, moins par la formation d'éléments nouveaux, que par l'accroissement diamétral de ceux qui existent déjà. Il survient ensuite un arrêt de développement des cellules corticales au point piqué, une segmentation et une prolification de ces éléments, et enfin un dépôt d'amidon : une vraie petite pomme de terre !

Ce n'est point en vain, que je rappelle le nom de ce tubercule : la nodosité obéit à des principes de végétation identiques. La piqûre du puceron, près de la spongiole, altère cet organe, l'atrophie et le détruit ; il n'y a plus, sur ce point, de sève ascendante. La sève descendante fournit seule à la vie du chevelu ; elle obéit à un appel suprême, déborde au-dessus du traumatisme produit par l'insecte, et donne naissance à la nodosité. Nous avons vu, dans des conditions semblables, un écrasement de la tige de la pomme de terre faire pousser, à l'aisselle des feuilles supérieures à cette lésion, un tubercule féculent et foliacé. J'avais donc raison d'avancer : que la nodosité phylloxérique est le résultat d'un effort de la nature, pour suppléer à l'absence des spongioles atrophiées, par le regorgement énergique de la sève descendante.

Ces nodosités disparaissent simultanément et brusquement, comme par magie (Balbiani), dans l'Hérault, dès la première quinzaine d'août; dans la Gironde et la Charente, pendant la deuxième quinzaine du même mois. Au commencement d'octobre, j'en trouvais encore dans l'arrondissement de Roanne. M. Cornu a signalé particulièrement cette mortification simultanée de toutes les nodosités, et en a fait la base de sa théorie phylloxérique. Je ne partage point ses idées; car je sais que la plupart des chevelus tombent avec les feuilles en automne, à l'arrêt de la végétation, tous ensemble à peu près, à l'extrémité aérienne comme à l'extrémité souterraine. Cette disparition subite des nodosités n'a donc rien qui me surprenne ; c'est un phénomène d'ordre végétatif pur et simple. Il ne suffit pas à lui seul pour donner la raison de la mort de la plante.

Mort des racines par gangrène charbonneuse.

Cette mortification phylloxérique n'est pas en tout conforme à ce qui se passe chez une vigne saine. Lorsqu'une plante, ou partie de plante, meurt sans cause spécifique, elle se pourrit, et tombe en *deliquium* humide. Les racines de la vigne phylloxerée, au contraire, se dessèchent, deviennent noires et s'affaissent ; elles crèvent, non pas de pourriture, mais bien de gangrène charbonneuse.

Ce genre de mortification doit donner à réfléchir aux adversaires de l'inoculation virulente. Comment expliqueraient-ils le fait suivant ? Il n'est pas rare d'arracher dans les vignes, en proie au puceron, de petites racines, longues de 25 à 30 centimètres, conservant encore une partie de leurs radicelles. Elles sont cependant entièrement mortifiées, et les quelques points piqués, qui se sont déjà séparés d'elles, ont empoisonné et desséché la racine entière.

Sans l'infection virulente, la vigne résisterait à son épuisement ; elle renouvellerait rapidement son sang artériel, en poussant des racines adventives ; et se raidirait courageusement contre les assauts multipliés de son ennemi. Mais le vampire, qui la suce, l'empoisonne en même temps. Le phylloxera est cousin-germain de l'insecte, qui nous fait payer cher les nuits passées dans certaines hôtelleries. La punaise pique la peau, pour se repaître de notre sang, et elle dépose dans la plaie un virus irritant, qui provoque le prurit et l'éruption d'une papule érythémateuse. Le venin de la punaise est plutôt gênant que dangereux ; mais celui des mouches charbonneuses est mortel, lorsqu'on ne lui oppose pas une médication énergique et immédiate.

Le phylloxera est aussi redoutable pour la vigne, que la mouche charbonneuse pour l'homme. Il inocule à la radicelle un virus, qui gagne de proche en proche. Des radicelles aux petites racines, des petites racines à la souche centrale, d'elle à la tige, le mal se propage. Le charbon circule dans les veines de la plante, jusqu'à ses rameaux aériens, et la tue. Depuis longtemps son ennemi l'a abandonnée; car il s'intoxiquerait lui-même, en suçant des sucs infectés.

Ce charbon phylloxérique a-t-il son vibrion, ses bactéries, son microphyte? Nos connaissances actuelles ne nous permettent pas de l'affirmer. Nous discuterons bientôt les raisons, qui paraissent militer en faveur de cette théorie. Pour le moment, je tiens comme démontré :

1° Que la piqûre du phylloxera tarit, dès le principe, dans les radicelles, les sources de la sève ascendante, en atrophiant les spongioles ;

2° Que la sève descendante fournit seule au suçoir de l'insecte les sucs dont il se nourrit, et donne naissance par regorgement aux renflements à crochet;

3° Enfin, que le virus, inoculé au cambium par le parasite, gagne par diffusion immédiate tous les tissus du végétal, et le fait périr de gangrène charbonneuse.

Maladie phylloxérique.

Je ne regrette pas de m'être étendu aussi longuement sur l'organographie végétale. Les connaissances, que nous avons acquises des organes et des fonctions de la plante, nous éclairent sur la marche des phénomènes pathologiques. En médecine, nous procédons avec cette méthode prudente, pour combattre efficacement les maladies, qui compromettent la vie humaine. *Sublata causa, tollitur effectus*, disons-nous dans nos cours de clinique. La cause connue, les effets ne sont pas loin d'être prévenus. En adaptant ce précepte à la maladie de la vigne, nous en déduirons des conséquences, riches en résultats pratiques.

L'insecte est l'occasion du mal; c'est évident. Il est la mouche charbonneuse, il est le porte-poison. On a essayé de le détruire par les insecticides ; c'était le procédé le plus simple ; on a échoué. Ne pourrait-on pas réussir, en lui faisant à son tour sucer des sucs vénéneux, par l'intermédiaire de la sève descendante ? La propriété, que possèdent les feuilles d'absorber l'eau pure et l'eau tenant en solution des sels, nous fournit un moyen direct et assuré. Si, en même temps, le remède, loin de compromettre la vie de l'arbuste, imprime à sa végétation une vigueur nouvelle, nous serons parvenus à la solution du problème.

Une médication générale convient à une infection générale. Les mots de phylloxera, de parasite ne réveillent plus dans nos esprits que l'idée d'un symptôme. Nous avons pénétré plus avant dans la pathologie ampélographique, et nous connaissons désormais une maladie infectieuse, que nous appellerons : maladie phylloxérique.

ses résis- ce e des ges sains.

Cette maladie sévit inégalement sur les cépages de diverses provenances. Les uns succombent avec une effrayante rapidité ; d'autres se défendent énergiquement. En pathologie humaine, nous observons les mêmes immunités exceptionnelles, en face des épidémies les plus meurtrières. Nous constatons le fait, sans l'expliquer. M. Foëx est plus heureux : nous avons déjà parlé de ses curieuses expériences ; il n'est pas inutile de les rappeler.

Quand on coupe une racine de vigne française adulte, on rencontre à sa circonférence, au-dessous de l'écorce, un tissu lâche et spongieux, qui se prolonge entre les faisceaux fibro-vasculaires du bois. Ce tissu tendre est facilement attaqué par le phylloxera. L'altération se propage par les rayons médullaires, et la racine périt, en entraînant la mort de la plante.

Opinions de MM. Foëx, Coste et Boutin.

Dans les vignes américaines, le tissu lâche est parfois très restreint ; les faisceaux de fibres dures arrivent jusqu'à l'écorce ; la lignification est plus complète, et les rayons médullaires sont souvent formés par un tissu plus résistant. C'est pour cela que la piqûre de l'insecte ne cause, sur ces racines exotiques, que des lésions superficielles, dont en général le sujet ne souffre pas.

M. le Dr Ulysse Coste a précisé davantage la marche de l'infection. Il attribue la résistance de certains cépages à trois causes bien distinctes : la première est due à la densité, à la dureté, à la consistance du corps ligneux. La seconde se rattache à la propriété, que possèdent certains cépages, d'émettre des racines longues et nombreuses, et en même temps de produire autour du corps ligneux une écorce d'une grande épaisseur, constituée par des cellules petites et nombreuses. La troisième cause tient à la présence dans quelques racines d'une matière à saveur forte.

M. Boutin a appelé l'attention sur cette matière résinoïde, excrétée par des racines, et dont la présence fait fuir le phylloxera. D'après lui, l'échelle de résistance des cépages est graduée suivant la proportion des matières résinoïdes excrémentitielles, contenue dans chaque variété. L'analyse chimique des racines entières lui a fourni :

Pour les ceps résistants..........	8 0/0 de résine.
Pour les concords résistants......	6 0/0 —
Pour les cépages français non résistants......................	4 0/0 seulement.

Ce résultat est précieux à noter. Il nous prouve manifestement que le phylloxera fuit avec répugnance quelques excrétions radiculaires. Comme, d'un autre côté, nous avons la possibilité de charger la sève descendante de substances salines, qui seront rejetées par les racines à l'état d'excréments, nous pouvons concevoir l'espérance de lutter contre le puceron par ce moyen.

Vertu -phylloérique sumac.

Du reste, on savait déjà, sans bien s'en rendre compte, que le phylloxera redoute le voisinage de certains végétaux. Je ne ferai pas la longue énumération des essais tentés dans ce sens, qui n'ont donné aucun bon résultat. Toutefois, il en est un que je ne dois pas passer sous silence. M. Dubreuil, consul d'Angleterre à Chypre, attribue la disparition de l'oïdium et du phylloxera des vignes de cette île à la présence du sumac, ou Vinaigrier (*Rhus coriaria*), entre les ceps abandonnés par les habiants, qui ne voulaient pas combattre le mal. Où le umac dominait, la vigne reprenait sa vigueur, se ouvrait de feuilles, et le mal disparaissait. En 1869, ous les vestiges du fléau avaient disparu des vignes, ù croissait le sumac.

Dans l'*Agricultor del Norte del Portugal*, M. Alen raconte le fait suivant: En face du pont de Loata, sur la rive droite du Douro, il y a une proriété mal entretenue, pleine de sumac, qui se fait emarquer cette année par l'abondance de ses raiins et l'apparence vigoureuse de ses ceps, fort suérieure à celles des vignes voisines bien tenues, nais atteintes du phylloxera et veuves de raisins. à, comme en Chypre, la vigne abandonnée à sa égétation spontanée a été envahie par le sumac; lle a recommencé à produire, et le phylloxera a fui.

Il y a peut-être une idée pratique dans ces obserations. Ce n'est pas, que je conseillerai de laisser nvahir par le sumac une vigne phylloxérée; mais il i'y a rien d'irrationnel à tenter d'éloigner le puceon, en plantant de distance en distance, dans le hamp infesté, une haie de *Rhus coriaria*. Le renède est facile et peu coûteux. Dans le midi de la rance, le sumac croît spontanément. On vérifierait peu de frais sa vertu antiphylloxérique.

Conditions météorologiques et telluriques, propices ì l'invasion du fléau. — Pour compléter l'étude de a maladie phylloxérique, il nous reste à rechercher es conditions de climat et de sol favorables à son léveloppement.

nfluence u climat.

A. — Le phylloxera aime avant tout la chaleur et la sécheresse. Dans ces milieux propices, la vie se multiplie avec une prodigieuse activité, chez tous les animaux inférieurs. C'est pourquoi nous avons assisté à l'effroyable dévastation des vignobles du midi de la France. En Espagne, en Italie, les ravages sont aussi rapides, parce que l'ardeur du soleil de ces chaudes contrées favorise merveilleusement l'évolution progressive des générations phylloxériques.

Dans les régions tempérées, les progrès de l'insecte sont plus lents. Le froid, la neige, la pluie ordinaires à nos climats du centre, constituent des conditions essentiellement défavorables à sa genèse. Les essaims sont noyés par l'orage ; les œufs d'hiver, pourris par l'humidité ; les aptères radicicoles, asphyxiés par un séjour prolongé de l'eau dans le sol ; les œufs des agames, décomposés par les intempéries avant leur éclosion ; tout cela est vrai. Malheureusement, l'insecte n'est jamais détruit. Il reparaît plus vivace aux beaux jours, et n'abandonne la vigne qu'après l'avoir tuée. Chez nous, comme dans les contrées chaudes, une vigne atteinte est morte.

N'oublions pas surtout que, s'il se produisait des conditions de chaleur et de sécheresse, qui ne sont pas impossibles dans nos climats, le fléau s'étendrait chez nous avec une énergie jusque-là inconnue. Supposons, pendant deux ou trois années de suite, des hivers doux et peu humides, accompagnés d'étés chauds et secs, et nos beaux vignobles disparaîtraient à leur tour.

A Saint-Romain-le-Puy, la maladie s'est pour ainsi dire concentrée sur le pic en pain de sucre, qui domine Montbrison. Elle gagne lentement autour de la montagne, sans envahir les vignes situées à ses pieds. Mais nous n'avons pas la certitude, qu'un de ces jours elle ne s'emporte pas dans la plaine avec d'autant plus d'intensité, qu'elle aura attendu plus longtemps à se propager. Déjà, dans l'arrondissement de Roanne, elle aura été moins bénigne: 21 kilomètres carrés sont infectés du premier coup.

Les pays froids ne sont point exempts de ses atteintes : l'Isère, la Savoie, la Suisse sont touchés dans plusieurs endroits; et le Beaujolais, le Mâconnais, la Bourgogne présentent un grand nombre de taches. L'investigation, qui continue à se faire de tous côtés, amène la constatation d'invasions nouvelles. Au mois de novembre de cette année, les arrondissements de Brioude (Haute-Loire), de Montmorillon (Vienne), et diverses autres localités de la Côte-d'Or, de l'Indre et du Loiret ont été signalées aux commissions régionales. L'invasion phylloxérique est incessante; si elle s'opère lentement, à mesure qu'elle avance vers le Nord, elle marche sans s'arrêter un seul jour. Le climat humide et froid de nos régions ne nous préserve pas ; il est, toutefois, un auxiliaire puissant, dans notre lutte contre l'ennemi.

Influence du sol.

B. — J'ai souvent entendu répéter autour de moi, que le phylloxera ne pouvait pas s'acclimater dans les vignobles de la Côte, riche coteau des environs de Roanne, qui fournit annuellement 12 à 15,000 hectolitres de vin à Paris. Les uns assurent que le puceron n'a jamais vécu sur les sols granitiques; les autres, que les terrains d'argile compacte lui opposent une barrière infranchissable. Chacun a sa marotte, quand le danger n'est pas prochain. De toutes parts surgissent des méthodes, des recettes, des affirmations bizarres, des cultures spéciales, des préservatifs assurés. L'esprit humain est ainsi fait : il a pour le péril éloigné une indifférence, une insouciance et un dédain puérils. Cette triste expérience s'est répétée partout où a sévi la maladie phylloxérique; et il n'y a pas longtemps, que M. Alfred Mathey, sénateur de Saône-et-Loire, m'écrivait : « Tous mes efforts échouent devant l'indifférence des propriétaires. »

Il faut bien qu'ils le sachent : le phylloxera ne recule devant aucun sol. Il en est quelques-uns, très rares à rencontrer, dans lesquels ses ravages sont contrebalancés par des avantages, qui donnent à la vigne les moyens de résister. Je vais les signaler, afin qu'on n'oppose pas sans cesse des raisons futiles, qui lassent les meilleures dispositions.

1° Les terrains à argile compacte laissent difficilement pénétrer le phylloxera. Il y trouve accès par les fissures du sol; et, une fois implanté sur les racines, il procède sûrement à leur destruction.

L'humidité de l'argile, sa cohésion, son adhérence poisseuse mettent obstacle à sa propagation rapide, mais n'influent en rien sur la destinée de la vigne. Elle succombe lentement; c'est tout ce qu'elle y gagne.

2° Lorsque le sous-sol est formé de pierres, ou de bancs de pierres fissurés, où les racines de la vigne, après un grand nombre de contours, finissent par pénétrer profondément dans le roc, on peut dire qu'elle est à l'abri du phylloxera.

3° Quand le sol est formé de sable humide, ou de petits bancs de sable feuilleté à éléments très fins, et susceptibles de se tasser autour de la racine, la vigne peut encore se défendre.

Encore ne faut-il pas affirmer trop haut ces immunités! Dans les deux derniers cas, la plante, ayant d'abord faibli par la destruction de ses racines supérieures, finit par reprendre de la vigueur, au moyen de celles protégées par le banc de sable ou de pierre (Mouillefert).

Vignes renaissantes

Ces phénomènes exceptionnels ont été d'autant plus remarqués, qu'ils sont plus rares; et ils ont fourni le prétexte à la théorie des vignes renaissantes. On cite à ce sujet quelques merveilleux cas de renaissance qui ont eu lieu à Cherves (Charente-Inférieure), à Montbreton (Gironde) et aux bords de la Durance et du Rhône. Partout, dans les régions où les vignes anéanties par le Vastatrix sont revenues à la vie, au point de reprendre partie ou totalité de leur première vigueur, ces vignes, d'après

M. Roux, rapporteur d'une commission agricole de la Société d'Agriculture de Vaucluse, ont leurs racines supérieures pourries; elles ne vivent plus que par leurs racines de fond. Celles-ci plongent et se développent dans un sous-sol d'alluvions récentes, où le sable domine, et parfois même semble pur. Ce sable est rendu humide par des eaux potables, coulant à peu de profondeur au-dessous de ce sous-sol.

Ensablement.

Quoi qu'il en soit de cette explication, un grand nombre de propriétaires, ruinés par la maladie, se sont empressés de planter les vignes françaises dans les sols sablonneux, riverains des fleuves. Ils ont en partie réussi dans la Camargue, et sur les bords de la Durance et du Rhône. Cette préservation des vignes date de l'inondation de ces cours d'eau, en 1873. Ces inondations se renouvellent en moyenne tous les cinq ans; et opèrent une submersion incomplète, il est vrai, par filtration souterraine, qui rend impossible au phylloxera son séjour sur les radicelles profondes.

De là au procédé de l'ensablement artificiel, il n'y avait qu'un pas. M. de la Paillonne l'a préconisé le premier. M. Espitallier est venu ensuite vanter ses mérites. L'insuffisance des ensablements artificiels et leur prix de revient découragèrent les nouveaux promoteurs de ce procédé, qui l'abandonnèrent, pour employer la submersion.

Il en est resté quelque chose, et on lit sur tous les ouvrages qui traitent de la matière, que le phylloxera ne vit pas dans le sable pur. On cite à ce propos l'exemple d'Aigues-Mortes, dont l'hectare de dunes valait autrefois 100 francs ; et qui arrive aujourd'hui, complanté de vignes, au chiffre énorme de 3,000 francs. Cet exemple est en partie vrai ; mais le sable n'est pas la seule cause de la préservation des cépages français. Et d'abord, dans le sable pur, toute végétation est bien rabougrie ; ensuite, les sables d'Aigues-Mortes sont à peine élevés de 1 mètre, à $1^{m},50$ au-dessus du niveau de la mer. C'est à la fois un inconvénient et un avantage. Il y a des taches dans les vignobles, bien que les fouilles ne fassent découvrir aucune trace d'insectes. On les attribue à la sécheresse et au sel, qui remonte à la surface.

Ces faits néanmoins sont encourageants ; et il n'y a pas qu'à Aigues-Mortes, où l'on voit de nouvelles plantations dans le sable. Dans la Gironde et dans la Charente-Inférieure, on commence à planter les terrains les plus arides et les plus siliceux, les dunes de l'Océan.

Sans parler d'un sous-sol baigné par l'eau de mer, j'admets, bien que je n'en saisisse pas les motifs, que le sable joue ici le rôle d'obturateur. Je crois qu'il y a, dans cette intervention imprévue, une autre cause primordiale et dominante, qui n'a pas été aperçue par les observateurs. Le sable marin jouit du privilège de faire mourir et même de dissoudre le phylloxera. Le sable non salé ne possède pas les mêmes qualités.

Une des curiosités du Cap-Pinede, c'est la plantation de vignes phylloxerées dans le sable, apporté d'Aigues-Mortes. Après avoir fait creuser une fosse de 0,80 de profondeur, dans laquelle ils firent mettre ce sable, MM. Marion et Mazel firent planter de jeunes plants enracinés, dont les moindres radicelles étaient couvertes de phylloxeras. Au bout de vingt et un jours, les racines de ces jeunes vignes furent visitées avec la plus grande attention, et il fut impossible d'y découvrir le moindre puceron. Ils avaient tous disparu, *sans laisser trace de leur passage!* Frappés de ce fait, ces messieurs voulurent revérifier la chose, et firent planter un nouveau plant couvert de phylloxeras. Quinze jours après, nous l'avons visité ensemble, sans pouvoir rencontrer d'insectes.

Une chose remarquable, c'est que, dans ce sable, les racines des *Vitis vinifera* ont beaucoup de ressemblance avec les racines des vignes américaines les plus résistantes. On dirait de vraies racines d'asperges, tellement elles semblent pousser avec vigueur. Le sable d'Aigues-Mortes est très fin ; c'est une poussière siliceuse formée de coquilles, de plantes marines, de poudingues en quelque sorte pulvérisés, et qui ne se tasse point, comme les sables un peu gros ou plus ou moins argileux.

Il est à noter, que le sable a agi en véritable insecticide, parce qu'il a amené la prompte et complète disparition du phylloxera. Ce sable est encore légèrement salé (Guérin).

Voilà un sable de mer, poussière impalpable, composée de silice mêlée intimement à des débris marins animaux et végétaux. Croyez-vous que la poudre siliceuse joue le premier rôle ? Je ne le pense pas ; et je suis assuré que les chlorures, bromures et iodures divers, qu'il renferme, agissent plus efficacement sur l'insecte et le végétal, que la terre sablonneuse inerte.

Terrains ferrugineux.

On possède d'autres exemples de l'action préservatrice de certains sels ; M. Vialla en a fait l'observation. Quelques terrains, dit cet éminent viticulteur, conviennent, de préférence à tous les autres, aux cépages américains : ce sont les sols silico-ferrugineux. Nulle part, quand sont réunis la silice et le fer, nulle part ne se voient des pieds atteints de jaunisse. L'action du fer est si essentielle que, au point de vue des cépages américains, M. Vialla croit pouvoir diviser les terrains en deux grandes catégories :

1° Les terrains ferrugineux.

2° Tous les autres terrains.

Il a conseillé de procurer du fer aux sols, qui en sont dépourvus, en y mêlant les terres rouges des garrigues, ou bien l'hématite, qui deviendraient ainsi des agents fertilisants économiques et faciles à obtenir.

Je trouve qu'on s'intéresse aujourd'hui avec tendresse aux cépages américains ; et qu'on n'aurait pas daigné autrefois prendre tant de peine pour nos cépages français. Pauvres vieux cépages ! Ils ont bien plus besoin de ferrugineux, que les vignes récemment importées.

Ampélite.

L'idée de tonifier la vigne par le fer n'est pas neuve ; elle nous vient de temps fort reculés. Je lis, dans M. Ch. d'Orbigny, un article curieux sur l'ampélite : « Les anciens donnaient le nom d'ampélite à un schiste argileux, noir, qu'ils croyaient propre à servir d'amendement pour les terres à vignes, et à détruire les insectes qui rongent cet arbuste. M. Cordier a conservé le nom spécifique d'ampélite pour cette même roche, qu'il classe dans la famille des roches anthraciteuses. C'est un mélange d'anthracite et de matières phylladiennes schisteuses, fortement chargées de pyrites blanches. Ces pyrites, se décomposant, pénètrent les masses de sulfate de fer... On a trouvé dans les ampélites divers corps organisés marins, tels que des spirifères, des fucus, etc. »

N'est-il pas étonnant de voir les sables salins d'Aigues-Mortes et les ampélites ferrugineuses, à débris marins, nous fournir une voie ignorée vers la solution du problème ? Cette association des schistes, du fer et des sels de mer n'a pas encore été entrevue. Nous en ferons notre profit.

Procédés culturaux.

C. — Le sol est pour beaucoup dans l'étude de la vigne saine et malade ; mais les procédés culturaux ont une importance, qu'il faut prendre en sérieuse considération. Ce n'est pas que je veuille faire le procès de la grande culture des vignes, en France ; car je n'ignore pas, que les vignobles les mieux dirigés ne sont point préservés de l'infection.

Je sais également que les terrains neufs, qui ne sont pas épuisés par une production séculaire, ne résistent pas davantage au phylloxera.

Cependant, nous devons admettre que le sol des vieilles vignes n'est pas reconstitué par les engrais, à mesure qu'il s'épuise par la production. On ne tient pas assez compte, en général, de ce qu'on enlève aux terres par les récoltes, et qu'on ne leur rend pas par les fumures. La vigne, par exemple, est taillée et vendangée chaque année ; et rien n'est rendu à la terre des sels qu'on en extrait. Or, ce n'est pas une mince soustraction. Quelques chiffres vont en témoigner.

100 kilogr. de sarments fournissent 2 kil. 850 de cendres, dans lesquelles la composition chimique décèle :

Potasse	715	grammes.
Chaux	675	—
Acide phosphorique	347	—

100 kilogr. de moût de raisin fournissent, en moyenne, 800 grammes de cendres, dont :

Potasse	520	grammes.
Chaux	27	—
Acide phosphorique	132	—

Pesez votre moût et vos sarments ; faites le compte de ce que vous enlevez au sol, en potasse, chaux et acide phosphorique ; et dites-moi, en conscience, ce que vous restituez à ce sol, pour lequel vous ne pratiquez ni assolement, ni rotation ? Et quand même on rendrait à la vigne la totalité des feuilles et les cendres des sarments, qu'est-ce qu'on lui restitue pour le moût, qui enlève le plus à la terre? (N. Basset.)

La vigne est une liane d'une puissance d'assimilation prodigieuse, s'inquiétant peu de ce qu'on lui donne, ni de ce qu'on lui prend. Elle fouille le sol de ses robustes racines, qui s'étendent au loin ; et plonge dans l'air un luxuriant feuillage, qui y absorbe les aliments, par des milliers de stomates. On le sait, et on en abuse. La vigne souffre d'une anémie, occasionnée par la privation des engrais nécessaires à son développement. Cette anémie n'est pas la cause de la maladie phylloxérique ; mais elle contribue énergiquement à l'action destructive de l'insecte.

Quelques viticulteurs l'ont compris, et ont essayé de lutter contre le fléau, à l'aide de fumures intensives. MM. Marès et Marion, après de suprêmes efforts, qui se sont soutenus pendant plusieurs années, ont été contraints de s'avouer vaincus. M. Fermaud n'a pas encore désespéré : il met, pour 4 à 5 centimes de foie de soufre, au pied de ses souches françaises, et du fumier de ferme, qu'il alterne avec des tourteaux concassés et pulvérisés. Sa vigne est en bon état, au milieu des carrés dévastés du Mas de la Sorès. Elle donnera, cette année, près de 100 hectolitres de vin à l'hectare ; néanmoins, elle est loin d'être ce qu'elle était avant la maladie, et l'insecte finira par avoir raison de sa vigueur. Ce n'est malheureusement qu'une question de temps.

Là se termine ce que j'avais à dire sur les conditions météorologiques, telluriques et culturales, dont la connaissance nous était indispensable, pour compléter nos vues d'ensemble sur la maladie phylloxérique. Avant d'aborder l'exposé des principes de son traitement rationnel, il me reste à donner mon opinion sur sa nature essentielle. Cet aperçu théorique ne sera point dénué d'intérêt pratique ; et nous fournira l'occasion d'une étude synthétique de pathologie générale, dans laquelle nous puiserons nos indications thérapeutiques.

Théorie mycéliale. — Tout ce qui vit, meurt. Les lois, qui régissent la vie, régissent la mort. La putréfaction rend intacte à la terre les éléments, qui ont contribué à la structure des êtres organisés.

La décomposition putride est l'œuvre d'organismes inférieurs, vivant sur les confins de la nature inorganique. Vibrions, bactéridies, monades, microbes, spores mycéliaux, sont les ouvriers laborieux de cette métamorphose incessante. Sans leur travail continu de transformation universelle, l'infection de l'air, des eaux, des terres n'aurait pas de limites. Le nombre prodigieux des animaux, qui meurent, la masse énorme des végétaux, qui entrent en dissolution, engendrent la mort. Depuis des siècles, tout ce qui vit sur notre planète aurait péri d'intoxication septique, si l'ordre immuable et éternel n'était intervenu, pour opposer aux vibrions et aux myceliums, aux pourritures et aux infections, la flamme ardente de vie et la force de conservation génésique, qui animent les corps minéraux et la matière organisée.

Ces artisans de la mort sont les plus redoutables ennemis de la vie. Transportés sur des organismes vivants, ils s'y propagent avec une effrayante rapidité, et sèment dans les sucs nourriciers les germes de destruction, dont ils sont les génies implacables. Les hommes, les animaux, les plantes échappent difficilement à leurs mortelles atteintes, quand se développent des conditions spéciales de contagium et de diffusion.

Dans les temps anciens, alors que les sciences d'observation étaient dans les langes, l'homme s'inclinait terrifié devant les fléaux, dont il rapportait l'origine à la colère divine. Aujourd'hui, que la lumière se fait sur l'œuvre complexe et ténébreuse de la vie et de la mort, l'homme relève la tête, sonde les profondeurs de l'abîme, en affronte les vertigineux éblouissements et parvient quelquefois à en pénétrer le mystère.

M. Pasteur nous a tracé le chemin. Ses magistrales recherches sur les ferments et les germes, nous ont montré les infiniment petits, procédant à leur création destructive et métamorphique. Ce n'est pas le lieu, ni le moment, de m'étendre longuement sur ces merveilleuses découvertes. Elles nous donnent le secret des grandes infections, qui sévissent tour à tour sur les hommes, les animaux et les végétaux. Les points d'origine varient sans doute;

les agents de septicémie sont différents ; les effets se traduisent par des contagions toxiques, à syndrômes en apparence dissemblables; mais le résultat est toujours le même: infection générale, et mort.

Esquissons à grands traits les épidémies meurtrières, qui prennent leur source dans les décompositions putrides. Voyons comment elles se manifestent par leurs ravages sur les animaux et les plantes, les liens de parenté qui les unissent, et leur mode de destruction dans l'un et l'autre règne.

Infection chez l'homme.

A. — Partout où l'on rencontre un foyer de putréfaction, on trouve en même temps un foyer d'infection. Le fleuve sacré des Indous roule dans ses flots les cadavres des sectateurs de Brahma, au milieu des débris organisés en décomposition, qu'il a recueillis sur son long parcours. Les grands fleuves d'Amérique assainissent les prairies, les pampas et les villes, qui s'édifient par enchantement sur leurs rives fertiles; puis, ils déversent dans l'Océan les résidus putrides, qui souillent leurs lits. Il en est de même du Niger, qui, du fond du Soudhan, vient déposer sur les côtes du Sénégal les limons empestés dont il est chargé. Les estuaires de ces fleuves majestueux sont des foyers pestilentiels : le Gange nous envoie le choléra; l'Afrique et l'Amérique sont ravagées par le vomito-negro et la fièvre jaune.

Au sein des armées en campagne, les privations, les fatigues, le découragement, l'empoisonnement du sol et des eaux potables, par les déjections humaines et les détritus provenant des animaux abattus, provoquent l'éclosion foudroyante de la dyssenterie et du typhus.

L'encombrement des grands hôpitaux, et l'intoxication de l'air qu'on y respire, par les émanations morbides, donnent naissance à de redoutables complications nosocomiales: l'érysipèle traumatique, le phlegmon diffus, la résorption purulente et la fièvre puerpérale.

Dans les villes populeuses, et sur tous les points encombrés par un trop grand nombre d'habitants, accumulés sur une surface relativement restreinte, les eaux et le sous-sol sont infectés par les infiltrations des fosses d'aisances et des eaux grasses ménagères. Aussi, la fièvre typhoïde et les affections diphthéritiques y règnent-elles épidémiquement. Pour les mêmes raisons, nous observons les fièvres intermittentes et pernicieuses, dans les plaines insalubres et marécageuses : la diphthérite et le fever en Irlande ; et le typhus de la faim, en Silésie.

C'est un vibrion, un germe, qui, dans ces diverses circonstances, détermine l'épidémie de la décomposition putride. Est-il animal? est-il végétal? on l'ignore. Il est peut-être, tantôt l'un, tantôt l'autre, suivant les pourritures, qui lui donnent la vie. Ses effets funestes sont identiques, et ne varient d'intensité et d'énergie de destruction, que suivant la surface et le degré d'activité du foyer, d'où il provient.

On l'a vu quelquefois naître, de toutes pièces, des charniers préparés de main d'homme. Les hécatombes d'animaux, qu'une religion fanatique impose à Lamecque, nous ont valu le choléra. Les monstrueux sacrifices de soldats, qui font pousser des lauriers sanglants sur la tête des conquérants farouches, sèment sur les champs de bataille une pestilence, qui fait plus de victimes, que les balles des chassepots et les obus des canons.

Mêmes causes, mêmes effets. Décomposition putride, infection bactéridienne. Telle est la loi des êtres organisés.

Nous n'avons pas pénétré jusqu'à ce jour le secret de cette mystérieuse septicémie. La bactéridie typhique de l'homme est encore à trouver; mais elle existe, elle est prévue, elle n'échappera pas longtemps à nos recherches. Déjà, nous avons découvert celle qui inocule la fièvre charbonneuse.

B. — Les animaux domestiques ne sont point exempts de la contagion; ils subissent comme l'homme l'influence néfaste du génie septicémique. Chez eux, on le voit également se manifester par des formes variées : le sang de rate, le choléra des oiseaux de basse-cour, la maladie de la vache, le rouge des porcs, la péripneumonie épizootique, le charbon, etc. Ces maladies infectieuses sont aussi meurtrières que le typhus et le choléra. Elles obéissent aux mêmes lois de contagion et de diffusion; et ont comme eux, pour origine, le vibrion, le germe de la décomposition. Changeant d'aspect suivant les

Infection chez les animaux

milieux, dans lesquels elles se développent, elles offrent le caractère commun d'entraîner la mort, avec le même cortège de symptômes et de lésions. Le vrai charbon ne peut pas s'inoculer aux vieux ânes, aux porcs, ni aux oiseaux; il en est inversement de même, pour le rouge du porc et le choléra des poules. Chez les uns et les autres, la bactéridie est soupçonnée ou connue.

Depuis quelques années, l'étude du charbon a prodigieusement avancé. Les travaux de MM. Pasteur et Koch, d'abord; ceux de MM. Delafond et Davaine ensuite; et enfin, les remarquables expériences de M. Toussaint ont mis en lumière la vie et la genèse du spore charbonneux. Aujourd'hui, il est pleinement démontré que la bactéridie du charbon, seule, inocule la maladie infectieuse. Ce n'est pas la sérosité ni les autres liquides vivants, qui sont septiques; c'est la bactéridie et le spore. On les cultive dans des liquides artificiels; on les inocule, après des cultures prolongées dans les chambres chaudes de M. Ranvier; et le charbon se développe sur l'animal, comme si ce dernier en avait puisé le germe dans les champs. La bactéridie charbonneuse est acquise à la science et à la pratique. Il n'y a plus d'erreur possible, malgré les quelques contradicteurs, qui élèvent une voix timide, et dont les assertions ne sont point contrôlées par des expériences rigoureuses.

M. Toussaint, poursuivant ses recherches, par le procédé des cultures artificielles, a été assez heureux, pour isoler le vibrion du choléra des oiseaux de basse-cour. Les autres spores infectieux viendront, à tour de rôle, se montrer sur le champ du microscope. Le charbon est la maladie de la bactéridie; *pas de bactéridie dans le sang, pas de charbon* (Toussaint). Sans vibrion spécifique dans le sang des poules, pas de choléra. Ces spores sont différents de grosseur, de forme, de nom; les causes, qui les font éclore, sont identiques : ils sont tous nés de la décomposition putride. Les travaux se poursuivent, les découvertes se succèdent; on trouvera, avec le temps, toutes les bactéridies de toutes les infections. Alors, sans aucun doute, on reconnaîtra avec certains auteurs allemands, notamment Nägeli, que les diverses maladies infectieuses sont les effets différents d'un très petit nombre, ou même d'une seule espèce polymorphe. Les causes réelles du mal ne résident pas dans le sol, les eaux, l'atmosphère, quelles que soient leurs modifications par les gaz, l'électricité, l'ozone, l'humidité, etc. Les bactéridies, ou leurs germes, sont les éléments créateurs exclusifs de la maladie, et s'introduisent dans le sang des animaux par le traumatisme, ou bien par l'intermédiaire de l'air, des boissons et des aliments.

On sait que la bactéridie charbonneuse, dans les plaines de la Beauce, où le charbon est endémique, se conserve sur les plantes et même dans le sol; et que de là elle propage la contagion. M. Pasteur, aidé de MM. Chamberland et Roux, a vu le sang charbonneux, ajouté à la terre, y multiplier ses bactéridies à l'état de germes, qu'on peut retrouver facilement, après plusieurs mois de séjour et d'alternatives d'humidité et de sécheresse. Les bestiaux pâturent des herbages empestés, et s'inoculent le plus souvent l'infection charbonneuse à la gorge, par l'intermédiaire d'excoriations superficielles, ou de piqûres peu apparentes, provoquées dans cette région par des débris herbacés et résistants.

Il serait sans contredit fort curieux de faire un rapprochement, entre les accidents produits par le microbe, chez les animaux et chez l'homme, depuis l'heure de l'inoculation jusqu'à l'issue funeste. On comparerait les engorgements cervicaux des enfants diphthéritiques et les ulcérations des plaques de Peyer et de Brunner des typhiques, aux lésions ganglionnaires, aux œdèmes gangréneux de la gorge et aux bubons des animaux charbonneux. Mais, outre que le point d'inoculation est le plus souvent inconnu, et que le mode de propagation sporique n'est pas toujours aussi certain, que dans les proliférations bactéridiennes du charbon, il est téméraire de se laisser entraîner à des conclusions précises, avant que les faits se soient imposés par leur évidence scientifique.

Infection chez les végétaux

C. — Lorsqu'on assiste, consterné, aux ravages qu'exerce sur les végétaux un mal de nature contagieuse; quand on calcule les pertes, qu'ont fait subir à notre agriculture la maladie du mûrier, par exemple, et celle de la vigne, on ne peut se défendre de rapprocher ces fléaux, de ceux qui sévissent sur les animaux. L'oïdium, la pébrine, le phylloxera sont proches parents du typhus, du choléra et du charbon.

L'homme a une tendance instinctive à ne voir que les effets, plutôt que de remonter aux causes. Dès que son impuissance lui est démontrée par des échecs réitérés, son génie s'élève, alors seulement, à la hauteur des causes premières. Pour l'oïdium, par exemple, les savants n'ont vu qu'un champignon parasite, et lui ont opposé la fleur de soufre. La médication réussit, chaque fois qu'elle est convenablement appliquée ; elle suspend la prolification du champignon, sans l'enrayer. Le mal reparaît plus vivace, si les conditions météorologiques favorisent son développement; et, si le traitement n'est pas continué, on a atteint l'effet et non la cause.

Il en est de même du phylloxera. On a cru n'avoir affaire qu'au parasite, et on a employé contre lui tous les insecticides connus. Plus tard, quand l'impuissance du système a été évidente, on s'est découragé, et on n'a vu de salut que dans les vignes américaines, qui opposent au puceron une résistance relative. C'est s'avouer vaincu.

Pouvons-nous reconstituer nos vignobles par cet héroïque sacrifice ? Je n'en suis pas persuadé. Essayons de remonter aux causes premières, et procédons par induction, puisque l'observation directe ne nous fournit pas les indications précises, dont nous avons besoin.

La pébrine.

La vigne n'est pas l'unique arbuste attaqué par un fléau, dont l'essence nous est ignorée. Les plantations de mûrier sont dévastées depuis bien des années; les vers périssent; la récolte des soies est compromise ; une ruine complète menace cette branche de notre agriculture. Hier encore, des ténèbres épaisses voilaient à nos yeux la cause et la nature de ces désastres; aujourd'hui, l'espoir renaît dans tous les cœurs.

M. Pasteur a démontré, par des expériences à jamais célèbres, que le mal des vers à soie est dû aux corpuscules de Cornalia. Le microbe de la pébrine est trouvé. Le microscope nous le montre dans le ver, dans ses enveloppes, ses graines, ses déjections, et jusque dans les poussières des magnaneries. Toute graine, qui renferme des corpuscules, donne naissance à des vers condamnés d'avance à la mort. Des graines, sans corpuscules, produisent une bonne récolte.

Sans bactéridies, pas de charbon; sans corpuscules, pas de pébrine; voilà un grand fait acquis. D'où viennent ces corpuscules? Nous allons essayer de remonter à leur origine.

Si on construit, avec tous les soins désirables, une magnanerie dans un pays infesté, et qu'on y cultive des graines du Japon et de la Chine, la récolte est excellente, pendant les deux premières années. A la troisième année, les vers présentent des corpuscules et crèvent de pébrine. Comme toutes les conditions d'habitat, de température, d'aération, de nourriture, etc., ont été rigoureusement observées, on est forcé d'admettre, que la maladie des vers vient du mûrier, qui seul n'a subi aucune modification dans l'intervalle.

En Chine et au Japon, la pébrine est inconnue. Les graines, qu'on tire de l'extrême Orient, sont saines et donnent des produits sains. Ces peuples antiques se sont figés dans une immobilité séculaire, après avoir entrevu tous les perfectionnements de la science moderne. Ils en ont retenu un culte religieux pour l'agriculture; et le Fils du ciel, au jour de la fête sacrée, trace, en grandes pompes, un sillon, de ses augustes mains.

La terre, en Chine, n'est pas épuisée, malgré les cultures intensives, qu'on lui impose, depuis les époques les plus reculées. Le sol n'est pas affaibli, parce qu'on lui restitue, en engrais spéciaux, plus qu'on ne lui enlève annuellement. Les récoltes sont abondantes et saines, parce qu'elles poussent dans des terrains fertilisés, dont les éléments constitutifs sont sans cesse renouvelés. Voilà pourquoi les vers à soie de la Chine et du Japon n'ont pas de pébrine.

Le mode de procéder des Chinois n'est pas un mystère. Leur engrais n'est un secret pour personne : ils recueillent avec un soin extrême l'engrais humain. Nous n'en faisons nul cas, en Europe; et nous le déversons le plus souvent dans les cours d'eau, ou, abandonné à sa décomposition spontanée, il devient l'origine de nombreuses maladies. Un jour, nous nous déciderons peut-être à l'utiliser directement en agriculture, au lieu d'aller acheter, à grands frais, le guano aux îles du Pérou. Nous reconnaîtrons tardivement, qu'il est le plus riche engrais en azote, potasse, chaux et phosphates. D'un même coup, nous aurons réalisé deux immenses progrès : le premier, celui d'enlever à la décomposition infectieuse une de ses sources les plus puissantes; le second, de reconstituer notre agriculture, en rendant au sol ses éléments de résistance et de fécondité.

La graine du Japon est exempte de corpuscules. Importée en France, elle produit bientôt des vers pébrinés, tandis qu'elle aurait donné naissance, au Japon, à des vers bien portants. C'est, qu'au Japon, le ver mange des feuilles de mûrier sain; et qu'en France, il se repaît de feuilles des mûrier malade, qui lui transmettent des corpuscules, sous forme de spores infectieux.

Nous ne pouvons pas surprendre, à l'aide des plus forts grossissements, cette inoculation mycéliale; pas plus que nous n'avons expliqué matériellement le contagium du choléra. Instruits par le développement des bactéridies du charbon, nous avons tout lieu de penser, que cette infection du ver à soie par le mûrier obéit aux mêmes principes de genèse et de diffusion. Les spores infectieux sont puisés dans le sol par les racines du mûrier; ils circulent dans la sève ascendante, arrivent aux feuilles avec elle, et passent, intacts et pleins de vie, dans l'estomac du ver, qui en fait sa pâture exclusive. Les spores se développent dans le ver sous forme de corpuscule, comme nous voyons les spores de la bactéridie du charbon se multiplier dans le sang et les tissus des animaux inoculés.

Ici, mieux que dans la pathologie animale, nous suivrons les progrès du mal. Le ver à soie n'est pas seul empoisonné; le mûrier lui-même subit les atteintes de l'infection. Des plantations entières sont envahies, et souvent les arbres en crèvent. Sous quel aspect se présente le fléau sur l'arbre? Sous celui du pourridié.

Le pourridié

Le pourridié ou blanchet est une maladie cryptogamique, qui a été observée, depuis deux ans, par MM. Schnetz, Planchon et Millardet. Il attaque les vignes comme les mûriers; et M. Hartiz nous a appris, qu'il exerçait des ravages considérables dans les forêts d'arbres verts. Le pourridié est un blanc de champignon, du genre Rhizomorpha, le mycélium d'une Mucédinée inconnue, essentiellement toxique.

Ce mycélium joue, au niveau des décompositions végétales, le même rôle que le vibrion des décompositions animales. Le pourridié préfère le chêne, le châtaignier, les arbres verts; il les mine sourdement sans trêve ni repos; et finit quelquefois par les faire périr, malgré le luxuriant épanouissement de leur feuillage. Le pourridié est la bactéridie charbonneuse de la septicémie végétale. Lorsque la science sera plus avancée, nous le suivrons pas à pas dans le sol, dans les racines, dans les sucs nourriciers ; et nous noterons ses évolutions métamorphiques, comme nous avons noté celles de la bactéridie du charbon.

Force vitale de la terre.

On ne se persuade pas assez que la terre vit de sa vie propre, et qu'elle est organisée pour résister aux causes multiples d'infection, qui naissent dans son sein ; elle en triomphe sans peine, tant qu'elle est en pleine possession de sa force vitale. Mais lorsqu'elle est épuisée par une longue soustraction des principes et des sels indispensables à sa constitution normale, elle arrive peu à peu à un état d'épuisement et de misère, qui la rend incapable d'efforts énergiques de végétation. Dans cet état, elle n'a plus la force de lutter contre le travail de décomposition, et elle laisse dégager les effluves empestées de la perniciosité.

L'homme peut aider la terre dans son combat contre la mort, en réparant ses pertes continues par les engrais salins, qui sont sa force, son sang, sa vie. Il peut aussi s'opposer aux causes d'infection tellurique, en plantant sur les terrains malsains divers végétaux antiseptiques, comme l'Eucalyptus globulus, dont les racines, à excrétions empyreumatiques, tuent les spores mycéliaux et les microbes de nature délétère.

Tant qu'une végétation vigoureuse dialyse à son profit les détritus organiques, les effets funestes de l'infection sont conjurés. Dès que la vie végétale fléchit, dès que la terre appauvrie perd sa résistance vitale, l'intoxication sporique commence son œuvre de destruction. Alors le mycélium fait de rapides progrès; il infeste les plantes, les arbustes, les grands arbres; et devient, pour la région où il règne en maître, une source de dévastation et de ruines.

Pourquoi n'admettrait-on pas, que le pourridié, relégué autrefois dans les vastes forêts, s'est jeté sur nos grandes cultures, depuis que des défrichements imprudents, pratiqués sur une vaste échelle, ont déboisé la France entière? Pourquoi ne reconnaîtrait-on pas que la terre, épuisée par des cultures incessantes et intensives, a été privée lentement d'une partie de ses sels constitutifs?

Le fléau présente des modes de contagium différents, suivant les milieux sur lesquels il agit. En sériciculture, c'est le mûrier et le ver qu'il tue; en viticulture, c'est la vigne seule qu'il fait périr. Dans les sciences d'observation, il n'est pas toujours aisé de se rendre, dès le principe, un compte exact des faits. Mais les conséquences logiques, qu'on déduit rigoureusement des faits acquis, méritent toute notre confiance, lorsqu'elles sont reliées aux grandes lois de la nature par une chaîne non interrompue.

Le phylloxera est une vermine de la misère et de la décomposition. Il vivait jadis sur les racines des chênes, des châtaigniers et des arbres verts, conjointement et avec le pourridié. Ils étaient à peine dangereux, l'un et l'autre, et n'attiraient pas l'attention.

Phylloxer toxyphor

Privé de sa nourriture forestière, il a cherché une autre pâture ; la vigne s'est présentée, et il s'est jeté sur ses racines. Son instinct et ses goûts l'y poussaient, puisqu'on voit son frère d'Amérique rechercher les feuilles de la vigne, pour y déposer ses galles.

Là, il a prospéré lentement; et sa nature s'est modifiée, à mesure qu'il s'habituait davantage à sa nouvelle alimentation. En même temps que lui, le mycélium pourridié se trouvait privé des excrémentitions forestières, dans lesquelles il développait ses spores empoisonnés. Ces deux organisateurs de la mort se sont rencontrés sur les mêmes racines; et, puisant l'un dans l'autre une énergie nouvelle, ils ont créé, par leur monstrueuse association, une perniciosité inconnue jusqu'alors.

Infection mycéliale.

Les spores du mycélium sont absorbés par le phylloxera, et remplissent son corps. L'insecte perce la radicelle de son aiguillon, et dépose dans les tissus végétaux les germes infectieux. Les sucs séveux de la vigne fournissent un excellent terrain de culture pour ces spores-germes. Ils s'y multiplient avec une prodigieuse puissance de prolification, gagnent le cambium, les rayons médullaires, le réseau vasculaire, la moelle ; et tuent l'arbuste de gangrène charbonneuse. Le phylloxera n'éprouve aucun malaise de cette absorption des spores toxiques. Telle, la mouche charbonneuse transporte au loin la pustule maligne et la mort, sans paraître souffrir elle-même des sucs malins qu'elle sécrète.

Une fois le phylloxera envahi par les spores myméliaux, il devient toxiphore, jusque dans ses générations les plus reculées. Les spores se transmettent de lui, à l'œuf; des œufs, aux enfants; des enfants, aux nouvelles pontes, sans cesser de se multiplier, sans perdre de leur intensité virulente. C'est pour cela, que la maladie phylloxérique a résisté aux traitements les plus énergiques et les mieux conçus. C'est pourquoi, il n'est pas prouvé que le phylloxera se propage toujours par essaimage, et qu'il ne naisse pas quelquefois toxiphore sur place.

Des faits ont éveillé mon attention, qui commencent à donner un corps à cette théorie : 1° Les vignes complantées sur défrichement de chêne sont presque toutes atteintes du pourridié, après vingt ou trente ans d'existence; dans le Lot-et-Garonne, on le sait généralement. — 2° Dans les pays de nouvelle invasion, le phylloxera paraît débuter de préférence sur les vignes qui ont remplacé des bois. — 3° Sur cent ceps phylloxérés, on rencontre, au moins soixante-quinze fois, les filaments du pourridié, qui achèvent sa destruction, quand l'insecte a disparu. — 4° Le puceron fuit la vigne, dès qu'elle est suffisamment infestée. Ces sucs empestés par des spores, à un état de végétation différent de ceux qui circulent dans ses organes, lui seraient pernicieux. — 5° Enfin, j'ai souvent répété une expérience, que le hasard a fait naître sous mes yeux, dès le début de mes recherches. Si on prend certaines racines de vignes phylloxérées, qu'on les enferme dans un tube de verre bien bouché, et qu'on dépose le tout dans un endroit chaud, on voit végéter le mycélium. Ses filaments ténus, soyeux, transparents, blanchâtres, couvrent la racine; s'élancent aux parois du verre, s'enchevêtrent, remplissent le tube et paraissent être l'œuvre d'une chenille filant son cocon. Ce n'est pas un fait de pourriture; les racines d'une vigne saine ne m'ont jamais présenté le même phénomène. En examinant à la loupe des filaments isolés, rampant sur les parois du verre, on les voit s'entremêler, se croiser, se multiplier, en figures semblables à celles, que M. Toussaint donne, pour la prolification des bactéridies charbonneuses. On surprend bientôt, dans l'épaisseur de ces fibres, des spores nombreux, que mon inexpérience du microscope m'a empêché de suivre dans leurs évolutions ultérieures.

A d'autres, plus habiles, de poursuivre ces recherches. J'ai donné un aperçu général des lois qui président aux décompositions. J'ai montré, que les infiniment petits, chargés d'opérer la transformation des substances organisées en éléments inorganiques, étaient des artisans de la mort. J'ai essayé de sonder les mystères de leur œuvre ténébreuse, et de prouver qu'ils étaient les pires ennemis de la vie.

Chez les animaux et les végétaux, ils sèment des germes meurtriers, prodigieusement féconds et diffusibles, dès que les circonstances favorables à leur contagium naissent et se développent, au sein des organismes vivants. Enfin, j'en suis arrivé à prouver que la vigne n'échappait pas à cette infection virulente ; et que, pour elle, l'agent d'inoculation était le phylloxera toxiphore.

En face de cette infection mycéliale, je comprends l'insuccès des insecticides, le découragement des viticulteurs, et j'admire la persévérance des introducteurs de plants américains. Mais j'estime, qu'il y a mieux à faire, que de gémir et de rester spectateurs désarmés de la destruction de nos cépages français.

La nature essentielle de la maladie phylloxérique étant connue, j'aborde avec confiance la partie thérapeutique de ce travail.

TROISIÈME PARTIE

TRAITEMENT DE LA MALADIE PHYLLOXÉRIQUE

Dans les premières années de la maladie, la lutte contre le fléau présentait l'admirable unité d'action, le merveilleux esprit d'ensemble, la puissante impulsion des efforts communs, qui assurent le succès. Aussi, en peu de temps, eut-on déblayé la voie, et éliminé un nombre prodigieux de méthodes et de procédés. On fit en quelques mois du bon travail; et déjà on entrevoyait l'aurore de jours meilleurs, lorsque la discorde se mit au camp d'Agraman. L'union a été troublée tout d'un coup; le *consensus unus* a disparu; les combattants se sont partagés en deux parties hostiles, et ont arboré des bannières aux couleurs différentes.

Les uns, défenseurs ardents de nos vieilles vignes françaises, s'acharnent à poursuivre le parasite pendant sa vie souterraine, à l'aide de la submersion, de l'ensablement et du sulfure de carbone. Les autres, désespérant de sauver nos excellentes espèces, prétendent les régénérer, en les greffant sur plants américains.

Indè iræ! Les discussions s'aigrissent; les têtes s'échauffent; les feuilles publiques sont converties en arènes, où les chevaliers des deux Roses rompent des lances à tous venants. Les contradictions amères, les démentis violents, les critiques menaçantes se croisent, s'entrechoquent et se répercutent, en échos stridents, au sein des congrès. Le doute, la défiance, la passion enrayent la marche en avant; et nous entrons dans une période de récriminations vaines, de luttes stériles et d'impuissance absolue.

En attendant, la maladie phylloxérique poursuit sa marche envahissante, et s'avance sans obstacle sur tous les points à la fois de notre territoire.

Résumé officiel des progrès de la maladie.

La commission supérieure du phylloxera a tenu, les 18 et 19 décembre 1879, sa session annuelle, à Paris, sous la présidence de M. Tirard, ministre de l'agriculture. Dix-sept arrondissements nouveaux ont été déclarés phylloxérés. Ce sont ceux d'Autun, de Lons-le-Saulnier, Le Puy, Brioude, Marvejols et Annecy, à l'est; ceux de Châteauroux, Montmorillon, Villefranche-le-Rouergue, Albi, Gaillac, Lavaur, Pamiers et Perpignan, à l'ouest et au midi; et ceux de Calvi et de Bastia, en Corse. Il faut ajouter celui de Roanne et l'île d'Oléron.

Récolte de 1879.

De son côté, l'administration des contributions indirectes vient de réunir les renseignements, sur les résultats des vendanges de 1879. La récolte des vins de cette année a produit moins encore, qu'on ne l'avait calculé. Elle n'aurait, que 25 millions d'hectolitres. Cette situation est due à des causes multiples ; l'oïdium a continué ses ravages en 1879. A cette influence persistante, sont venues s'ajouter des perturbations atmosphériques particulièrement désavantageuses : telles que la température humide de l'été, et les gelées de septembre et octobre. Néanmoins, le phylloxera réclame la première place parmi ces agents de destruction.

Le bulletin de statistique et de législation comparés, que publie le ministre des finances, donne, pour 1879, un tableau sur lequel on peut suivre la marche et les progrès du fléau. Statistique officielle. Diminution annuelle des récoltes du vin.

Nos soixante-treize départements viticoles représentent une surface de 2,241,477 hectares complantés de vignes, dont le produit moyen, basé sur les dix dernières années (de 1869 à 1878), donne . . . . 55,304,935 hectol.

Or la récolte de 1878 n'a fourni que . . . . 48,720,553 —

Et celle de 1879 . . . . 25,769,552 —

C'est donc une différence de 22,955,001 — sur la récolte de 1878, et de 29,535,383 — sur la moyenne des dix dernières années.

Ces chiffres sont tristement éloquents et démontrent, mieux que les discussions les plus ardentes, que nous n'avons pas trouvé le moyen de combattre efficacement la maladie phylloxérique.

Devant la situation peu brillante que nous fait cet insuccès déplorable, je crois qu'il convient de se recueillir, de renouer le faisceau des forces dissociées, et de se frotter d'huile, pour une nouvelle lutte, dans laquelle les deux armées vaincues se réuniront sous la même bannière, pour marcher ensemble contre l'ennemi commun. D'ailleurs, nous avons, les uns et les autres, une base de certitude, qui assurera notre traité d'alliance offensive et défensive.

Faits acquis à la thérapeutique antiphylloxérique.

Nous admettons tous, que les sols purement siliceux des bords de la mer, et les alluvions récentes des grands cours d'eau offrent aux vignes françaises un abri sûr, pourvu que le sous-sol soit accessible aux eaux fluviales et marines. Cette découverte nous a valu les vignobles d'Aigues-Mortes, ceux des vallées de la Durance, de la Garonne et du Rhône, et ceux des dunes de l'Océan.

Nous reconnaissons aussi que la submersion bien conduite, et dirigée d'après les principes sévères de M. Faucon, préserve les vignes des atteintes du parasite, et donne des produits rémunérateurs. Les dernières publications statistiques de l'administration évaluent à près de 3,000 hectares la surface des vignes submergées chaque année; et ce n'est que le début du procédé. M. le ministre des travaux publics a provoqué des études sur cette importante question. Nous apprenons que, sur l'avis favorable du conseil des ponts et chaussées (M. Barral, 10 janvier 1880), un projet de loi va être soumis aux Chambres, dès leur rentrée, pour faciliter l'emploi, à la submersion des vignes, des eaux du canal du Midi. Nous ne pouvons que souhaiter la prompte exécution de ce projet, qui permettra de sauver ou de reconstituer un grand nombre de vignes, dans les départements de l'Aude et de l'Hérault.

En étendant l'effet de cette importante mesure, le canal du Rhône apportera le salut dans de riches régions. D'autres canaux déjà existants seront mis à la disposition des viticulteurs ; et dans les projets de canaux nouveaux, on fera entrer en ligne de compte l'adaptation de leurs eaux aux besoins de la viticulture. Celui de Roanne à Givors, par exemple, en traversant la plaine du Forez, assainira une contrée, en proie aux miasmes paludéens. Les propriétaires de terrains peu productifs, à sous-sol de machefer, se livreront à la culture de la vigne, dès qu'ils seront assurés de braver le phylloxera, par un système régulier de submersion.

Voilà deux points sur lesquels nous sommes parfaitement d'accord. Sur les autres, nous nous entendrons aussi bien. Les insecticides perdent de leur vogue, devant l'opinion. Toutefois, le sulfure de carbone et le sulfo-carbonate sont toujours très employés. Les hommes les plus dignes de confiance les recommandent : MM. Marion, Marès, Teissonière, Prosper de La Fitte, Mathey, V. Ménudier, Dumay, Giraud, Thiollière de Lisle, Genin, Vincendon-Dumoulin, Mouillefer, etc., affirment en avoir retiré les meilleurs résultats. Je les crois ; mais je reconnais que ces résultats ne sont pas absolument affirmatifs.

Les cépages américains tiennent la corde dans ce moment, et ont pour champions zélés et enthousiastes des hommes, comme MM. Gaston Bazille, Champin, Planchon, Lichtenstein, Laliman, Issatier, Pagézy, Ferouillat, Bérenger, Tamisier, Meinadier, etc., qui occupent les plus hautes positions, dans les administrations départementales, les sociétés agricoles et les conseils de l'État.

Je ne mets pas un instant en doute leurs assertions ; mais je me permets de faire à ces messieurs un reproche sincère : celui d'abuser de leur fortune, de leur influence et de leurs talents,pour dominer les débats, étouffer la voix des contradicteurs, et décourager les novateurs.

Pour moi, la commission supérieure était dans le vrai, quand, reconnaissant l'incertitude des résultats pratiques, à attendre de l'acclimatation en France des cépages du Nouveau Monde, elle émettait le vœu, que l'expérimentation des variétés les plus résistantes fût poursuivie. Lorsque l'expérience aura prononcé; et qu'en même temps le prix des plants à se procurer aura été abaissé à des taux abordables par la grande culture, le vigneron pourra se décider, suivant ce qui sera advenu (Thiollière de l'Isle).

Dans l'état actuel de la science, on ne peut pas dire plus; on ne peut pas dire moins. Nous ne sommes pas encore arrivés à la vérité vraie ; je note avec soin les étapes parcourues et les faits acquis. Les défenseurs autorisés des vignes françaises, comme les partisans enthousiastes des cépages américains, côtoient par des voies différentes un côté du problème. Nous nous trouverons tous unis sur le même terrain pratique, quand nous serons arrivés à triompher sûrement de la maladie.

Points encore incertains.

C'est pourquoi je déplore les violentes réparties, les discussions passionnées, les luttes intestines, qui s'imposent péniblement aux personnes étrangères aux agitations des congrès. Je ne veux prendre parti, ni pour les parasitaires, ni pour les yankeestes ; mais je suis fort éloigné de partager l'opinion sévère, qui prête aux uns, plus de courage que de foi ; et aux autres, plus d'égoïsme que de conviction.

Je suis porté à croire que cette étonnante divergence d'opinions tient plus à la nature du climat et à la marche de l'invasion, qu'à toute autre cause expérimentale ou scientifique. Les malheureux propriétaires du Midi se trouvent en présence d'une destruction complète, d'une ruine achevée ; chez eux, la chaleur et la sécheresse décuple l'intensité du fléau. En un an, ou deux ans au plus, la vigne succombe, sous les coups multipliés du soleil, de l'appauvrissement du sol et des suçoirs du puceron. Les vignerons méridionaux ne peuvent pas attendre ; ils réclament une réparation immédiate, un remède prompt, efficace, héroïque ; et ils espèrent l'avoir trouvé dans les plants exotiques.

Dans nos régions plus humides, dans nos vignobles plus jeunes et moins surmenés, l'épidémie marche lentement ; et la destruction s'opère avec moins de violence. On a le temps de se voir, d'étudier, de concentrer les efforts, et d'opposer, même avec des moyens inefficaces dans le Midi, des obstacles sérieux aux progrès du parasite.

Partout où la maladie se présente avec une marche foudroyante, on se jette avec furie sur les cépages américains. Là, où le mal donne le temps de la réflexion, on répugne à tenter des essais coûteux et incertains.

Le *Journal d'agriculture et d'horticulture de la Gironde* publie, dans un de ses derniers numéros, un article fort intéressant, dans lequel M. Crugy envisage la question sous son vrai jour.

Je lui laisse la responsabilité de ses appréciations ; mais je crois utile d'en donner un extrait, afin de démontrer que je ne suis pas seul à émettre des doutes sur l'avenir des panacées, qu'on nous propose de la meilleure foi du monde. Cet article vient de paraître en plein Bordelais, au sein des foyers d'infection la plus intense, et sur les champs de bataille, où les insecticides et les cépages américains se livrent, depuis longtemps, les plus rudes assauts. M. de Vauglas ne craint pas d'appeler sur lui l'attention : « des hommes sérieux, qui ne se laissent pas trop aller à la fantaisie, et qui voient les choses, avec le gros bon sens, sans parti pris, sans égoïsme et sans intérêt personnel. »

On me saura gré de le reproduire : « On a cherché dans ces dernières années un procédé efficace. On en a découvert plusieurs milliers, que leurs auteurs ont tous déclarés infaillibles... Il y a lieu de croire, que les investigations se sont portées à tort de tel ou tel côté, et ont pris une fâche s direction.

« On s'est dit tout d'abord : Tuons l'insecte, et on s'est adressé à des poisons, dont on connaissait la puissance spéciale... On a dû bientôt y renoncer, après de funestes épreuves, qui ont démontré : que, dans cette opération destinée à préserver les vignes, la sauce, comme on dit vulgairement, coûterait plus cher que le poisson...

« Il suffit de ce triste exemple (École professionnelle de Montpellier), pour faire comprendre, qu'il n'y a rien à attendre réellement du sulfure de carbone, que le dépérissement des vignobles, jusqu'à ce que mort s'ensuive, et la stérilité de la terre pour un temps plus ou moins long.

« Ces poisons n'ayant pas eu le succès qu'on en espérait, on s'est tourné d'un autre côté, et adressé aux cépages américains, que l'on a considérés, comme ayant une force de résistance au phylloxera, dont nos cépages sont dépourvus. Cette idée a fait fortune, et en même temps, celle des spéculateurs, qui ont eu l'esprit de l'appliquer.

« On a beaucoup vanté les vertus des cépages américains, considérés d'abord comme porte-greffes. La reprise étant difficile, on a été peu à peu conduit à les accepter comme producteurs directs de vins très acceptables. Alors les propagateurs de cette théorie, ne vendant plus de vin, par suite de la mort des cépages français, se sont mis à vendre des plants américains, à raison de 50 centimes et même de 1 franc par longueur de 25 à 30 centimètres, ce qui portait à 100 francs et au delà les javelles des cépages américains, qui en sarments de notre pays, valent 5 à 6 centimes.

« C'est ainsi que l'on a pu voir, dans le Midi, des propriétaires de 100 hectares de vignes dévastées par le phylloxera, se créer avec quelques centaines de mètres carrés, consacrés à l'élevage des sarments américains, un revenu supérieur à l'ancien produit de leur vignoble au temps de leur prospérité.

« Mais déjà la mode des cépages américains commence à passer ; ce qui nous confirme dans cette conviction, que, plantés et cultivés comme nos cépages français, ils ne tarderont pas à subir le même sort ; et à passer par un état d'épuisement, qui les livrerait pour ainsi dire sans défense au phylloxera, dont ils ont déjà connu les attaques sur leur terre natale. »

Prolonger cette discussion me semble superflu. Je ne convertirai personne ; c'est le propre de tous les débats. Je parle pour ceux, qui n'ont pas de parti pris ; pour ceux, dont les vignes sont atteintes récemment ; pour ceux enfin, qui ont déjà échoué dans leur lutte contre le Vastatrix. Ma tâche est assez lourde, pour que je la limite ; et assez difficile, pour que je m'entoure de toutes les précautions.

Résistance du puceron aux froid les plus rigoureux.

Déjà, j'entends partout dire autour de moi, que le froid de 20 à 23°, que nous avons subi pendant ce long hiver, a frappé de mort tous les insectes, et détruit le phylloxera. C'est une bien cruelle illusion! Il tombe sous les sens, qu'une température aussi rigoureuse est loin d'être favorable au phylloxera. Mais, en succombât-il des milliards, que l'engeance ne disparaîtrait pas pour cela ; et que l'effrayante fécondité des survivants aurait bientôt comblé ce déficit. C'est ce qui est arrivé déjà, après l'hiver de 1870 (*Journal des Cultivateurs*, 8 janvier 1880).

On s'en rend compte aisément, en remarquant que la gelée n'a pas dépassé, en terre, 40 à 50 centimètres, en rase campagne. Si les racines de la vigne, à ce niveau, ont subi l'atteinte et les bienfaits du froid, les racines plus profondes ont été préservées. Les hibernants fixés sur les radicelles ont continué, sans plus d'encombres, leur sommeil léthargique, pour se réveiller plus vivaces et plus affamés, aux approches de la belle saison.

Dans le courant du terrible hiver de 1879-1880, après des froids de 15, 18, 20 et même 23°, que nous avons subis pendant plus d'un mois, le dégel survint subitement sous l'influence d'une chaleur de 10 à 15°, qui persista pendant plus d'une semaine. Le ciel était beau; le soleil brillait, comme au printemps; les neiges et les frimas avaient disparu, et tout annonçait la fin de ces froids sibériens.

Dans mon jardin, je vis alors, pendant deux jours de suite, des myriades de moucherons, voltiger dans un joyeux rayon de soleil. Nos paysans appellent ces insectes : *scieurs de long*, à cause de leur vol incessant, saccadé et rapide de haut en bas, qui croise et recroise de mille stries, aussitôt effacées qu'aperçues, plusieurs perpendiculaires superposées, de 25 centimètres à peine chacune. En été, on rencontre leurs légions innombrables, partout où darde un chaud rayon de soleil. Je ne les avais jamais observées en hiver : et j'ai été fort étonné de les voir s'éveiller de leur engourdissement hibernal, quand je les croyais tous gelés ; et attester par leur danse vertigineuse l'impuissance des basses températures à leur arracher la vie.

On ne sait pas jusqu'où va la résistance aux froids des animaux inférieurs. En s'élevant plus haut dans l'échelle animale, on rencontre des observations surprenantes, que je vais rappeler.

Gaimard, se trouvant en Irlande, pendant l'hiver de 1828-1829, prit quelques crapauds communs, et les renferma dans une boîte pleine de terre, qu'il exposa à l'air sur sa fenêtre.

Il gelait alors à pierre fendre, si bien que les infortunés batraciens, mis dans l'impossibilité de battre la semelle dans leur boîte, pour se réchauffer, gelèrent comme des carafes frappées. Toutes leurs fonctions vitales se trouvèrent suspendues ; les espaces, existants entre les muscles, se remplirent de glaçons; les membres devinrent raides et cassants, comme du verre; en les brisant, on n'en faisait pas sortir une goutte de sang.

Un crapaud ainsi gelé, comme le fit Gaimard, a l'air d'un crapaud en verre, absolument mort, artificiel. Mais plongez, pendant quelques minutes, cet ami de l'homme dans de l'eau légèrement chauffée, et il revient tout doucement à la vie. Si cela vous distrait, vous le regèlerez encore, puis vous le dégèlerez de nouveau jusqu'à extinction. La seule condition : c'est que la congélation ne soit pas trop rapide; avec un peu d'attention, cette expérience réussit toujours (Dr Duverney).

Le professeur Duméril, au Jardin des Plantes, a soumis des tritons et des grenouilles à des essais analogues, et a obtenu les mêmes résultats.

Résistance plus grande des œufs.

Les œufs des animaux inférieurs présentent une résistance encore plus extraordinaire. Les froids les plus prodigieux ne peuvent y éteindre cette sorte de petite flamme, ce principe vital, dont la nature et l'essence feront éternellement le désespoir des philosophes les plus ténébreux.

Des œufs de vers à soie, par exemple, ont été exposés sans abri, au sommet du mont Blanc, pendant tout un hiver; et au printemps, ils éclosaient avec autant d'énergie, que s'ils avaient été conservés soigneusement dans les magnaneries.

Pronostic fâcheux pour 1880.

Si je ne craignais pas d'être un prophète de mauvais augure, j'émettrais une opinion pessimiste, qui est née dans mon esprit, de l'étude comparée de l'hiver de 1867-1868, et de celui que nous avons traversé en 1879-1880.

La marche du puceron est si lente et si obscure en 1865, 1866 et 1867, qu'ellepasse pour ainsi dire inaperçue, et rentre dans les faits généraux. Tout à coup, il s'opère un immense et soudain dépérissement de la vigne en 1868, sans qu'on en ait expliqué la cause. En se reportant à cette époque, on constate la coïncidence de la sécheresse la plus intense, qu'on ait encore observée dans les départements méridionaux, pendant le siècle, avec l'un des hivers les plus rudes, qu'ait éprouvé en même temps le Midi.

M. Marès en rendait compte au Congrès agricole de Lyon en 1869 ; et il disait : « La sécheresse a été si forte, que la pluie a fait totalement défaut pendanttout l'hiver et le printemps, jusqu'au 6 mai. Il en est résulté une telle sécheresse de fonds, qu'on descendait à plusieurs mètres de profondeur sans trouver l'humidité. Dans nombre de localités, on n'a pu ni faucher ni moissonner. Pendant les mois de janvier, février et mars, un vent furieux et glacial a fini de dessécher et brûler la terre.... Quant au froid..... je dirai : qu'à Montpellier, du 30 décembre au 11 janvier, pendant douze jours consécutifs, le thermomètre s'est abaissé de — 4° a — 11° 1/2 ; que depuis Roquemaure et au-dessus, jusqu'au delà d'Arles, le Rhône a été pris, pendant une quinzaine de jours ; et, enfin, que les vignerons m'ont assuré que, pendant un temps encore plus long, la terre était restée gelée, à plus d'un fer de bèche de profondeur.... Les points, où ces ravages ont été le plus accusés, ceux qui ont été le centre de cette maladie foudroyante de 1868, ce sont les terrains bas, mouillés, imperméables; et pourquoi? parce que les sols de cette nature tendent à exagérer les effets de la sécheresse et du froid.... »

Ainsi le phylloxera ne redoute ni la sécheresse ni le froid. Il semble au contraire puiser dans ces phénomènes météorologiques une force nouvelle et une énergie de propagation foudroyante.

L'hiver de 1879-1880 a été le plus rude du siècle; et la sécheresse est encore aujourd'hui excessive. Je n'en présage rien de bon pour l'avenir; et je tremble de voir se produire, au printemps, une propagation formidable de l'insecte, telle que celle de 1868.

Prédominai des vents d'. Diminu tion de l'ozo atmo- sphériqu

On ne s'est pas encore rendu compte de ce qui se passe dans l'atmosphère, pendant un froid rigoureux, et une sécheresse prolongée. Dans nos pays, c'est la prédominance des vents d'est, qui nous vaut ces fléaux. Or, les vents d'est viennent du continent, et sont dépourvus d'ozone. Les courants d'ouest au contraire traversent l'Océan, et nous inondent d'oxygène suroxygéné.

L'ozone a été découvert par Schœnbein, en 1840. Depuis, il a été étudié par divers physiciens, et entre autres, par MM. de la Rive, Frémy et Bequerel, Scoutetten, Houzeau, etc. C'est de l'oxygène suroxygéné, et un puissant agent d'oxydation. Il existe normalement dans l'atmosphère maritime, à la dose de 1/700,000. Par les vents d'ouest, on le rencontre à son maximum, dans l'air des campagnes et à la surface des prairies.

Cette dose normale d'ozone impressionne heureusement les corps organisés. Elle s'oppose à la décomposition, à la formation des miasmes, à l'éclosion des germes, et aux causes de destruction. Sans être absolue, cette action est réellement salutaire; car, par la prédominance des vents d'ouest, il est rare de voir se développer des épidémies. Il n'en est pas de même, quand les courants d'air arrivent de l'est : L'ozone diminue dans l'air, et les végétations mycologiques, les bactéridies, les sporules, les infiniment petits de la vie animale et végétale pullulent à foison, et infectent la terre et l'atmosphère.

Nous avons eu cette année, la longue et fatale association de froids inconnus dans nos climats, avec une sécheresse prolongée et la prédominance des vents d'est. Puissions-nous ne pas en ressentir les pernicieux effets?

Chassons donc une fois pour toutes de notre esprit le chimérique espoir de voir disparaître le phylloxera, soit spontanément, soit sous l'influence de causes météorologiques. L'ennemi résiste à tous les moyens de destruction naturels; il est doué d'une incalculable fécondité ; ses progrès ne sont enrayés par aucun procédé. Voyons-le tel qu'il est, sans faiblesse, sans défaillance ; et unissons nos efforts, pour mettre un terme à ses ravages, et le repousser loin de nos vignobles, qu'il anéantit.

Le problème est aride et complexe; c'est pour avoir voulu l'enserrer dans des limites restreintes, qu'on n'est pas parvenu à le résoudre.

Grandes indications à remplir. — Pour la maladie phylloxérique, comme pour toutes les maladies infectieuses, il n'y a pas, à proprement dire, de spécifique à proposer. Les indications se présentent multiples; et les traitements doivent parer à chacune des indications, sous peine d'insuccès. Reste à dégager complètement chacune de ces indications, à les préciser, à les exposer en pleine lumière, et à en déduire les conséquences thérapeutiques.

Nous avons vu que le sol, épuisé par de longues cultures, perd de ses éléments constitutifs, qu'on lui enlève à l'état de récoltes, sans les lui restituer à l'état d'engrais. Sa vie intime s'affaiblit, son énergie végétative s'affaisse, et ne résiste qu'incomplètement aux causes de destruction. Les organismes mycologiques acquièrent d'autant plus de vigueur, que le sujet est plus anémié. La terre chlorotique, scrofuleuse, rachitique, est prête à subir sans résistance le développement du mycélium, et les assauts du phylloxera toxiphore. 1° Au point de vue du sol.

Comme les animaux, elle travaille, transforme et métamorphose les substances organiques ou minérales qu'on lui confie. Ce n'est point la quantité qu'on lui donne, qui fait sa force; c'est la somme des éléments qu'elle utilise et assimile, qui la vivifie.

L'indication est pressante. Non seulement il faut

rendre au sol les sels indispensables à sa constitution, mais il est urgent d'y joindre des toniques analeptiques, à l'effet de refaire la vigueur et l'énergie vitales nécessaires à l'exercice de ses fonctions végétatives.

Dès que le terrain est préparé pour le combat, on doit marcher sur l'ennemi. Nous avons échoué, en le poursuivant dans les profondeurs du sol; courons lui sus, pendant sa vie aérienne.

2° Au point de vue de l'insecte et de l'œuf d'hiver.

On le rencontre sur les ceps pendant tout l'été, et surtout : en avril, au moment de l'éclosion de l'œuf d'hiver; en juillet, à l'époque de la réinvasion estivale ; et en août et septembre, à l'apparition des femelles ailées, qui doivent donner le jour aux sexués.

La lutte contre l'insecte aérien paraît d'abord bien difficile, parce que le puceron ne reste que peu de temps sur le cep, à chacune de ces périodes, et qu'il y est insaisissable; mais nous pouvons combiner nos moyens, de manière à remplir cette indication, tout en poursuivant un but plus important encore.

Dans tous les cas, nous connaissons l'œuf d'hiver, caché sous les lamelles des écorces. Cet œuf y reste six mois. Nous avons tout le temps d'essayer de le détruire sur place, avant son éclosion en avril.

De là, une seconde indication précise, que nous remplirons à l'aide de badigeonnages ovicides.

Quoi que nous fassions, il faut bien s'y attendre, nous ne détruirons pas tous les œufs d'hiver ; et les insectes sauvés régénéreront la colonie. Du reste, nous avons vu, qu'il est à peu près inutile, de les attaquer dans les entrailles de la terre; et nous renonçons entièrement à cette lutte coûteuse et stérile. Les hibernants achèveront donc leurs évolutions métamorphiques, malgré tous nos efforts, si nous ne parvenons pas à les atteindre par une voie indirecte.

3° Au point de vue de la vigne.

Nous avons appris, que le phylloxera toxiphore est chargé des sporules du mycélium-pourridié ; et qu'il devient funeste à la vigne, en lui inoculant le poison charbonneux. C'est sur ce point que nous devons porter nos efforts. Une médication interne antiseptique est énergiquement indiquée. Faire absorber à la vigne, comme on administre une potion à un malade, des médicaments qui combattent l'infection, détruisent les sporules, et arrêtent la gangrène ; telle est la troisième indication, que j'appellerai indication interne antiseptique.

Si cette médication est insecticide et mortelle pour les pucerons aériens; si elle est aussi insectifuge, c'est-à-dire, qu'elle fasse fuire au loin les femelles ailées et les aptères pérégrinateurs; si, en parcourant les canaux de la sève descendante, elle pénètre jusqu'aux radicelles, et qu'elle y donne la mort aux sporules infectieux et aux parasites, qui plongent leurs suçoirs dans la région cambiale, le but sera atteint. Nous aurons tué l'insecte sur les racines, détruit le charbon dans les vaisseaux séveux, et éloigné des ceps traités les ennemis, qui tenteraient de s'en approcher.

En tout, trois indications capitales :

1° Toniques analeptiques dans le sol ;

2° Badigeonnages ovicides durant l'hiver ;

3° Médication interne antiseptique, pendant l'été.

Voyons comment nous allons instituer le traitement, qui remplit ces trois indications.

A. *Toniques analeptiques dans le sol.* — Il est évident, qu'une vigne vit d'autant plus longtemps et produit d'autant plus, qu'elle est plantée dans un sol plus riche et plus profond. On voit des vignes de deux cents ans, donner une récolte moyenne ; et d'autres vignes, s'étioler et dépérir, après vingt-cinq ans de durée. Un vignoble bien travaillé et convenablement fumé rapporte davantage qu'un autre, mal entretenu et privé d'engrais.

Ces connaissances vulgaires n'ont pas besoin de grand développement. Tous les vignerons savent qu'il convient de travailler la vigne avec soin, et de la fumer sans lésinerie, quand on veut obtenir des produits rémunérateurs.

Besoins du sol.

Restituer au sol autant qu'on lui prend, afin de le maintenir dans un état satisfaisant de fertilité, et de lui conserver son énergie végétative, telle est la base fondamentale d'une bonne agriculture. Fournir à la terre les éléments, qui lui font quelquefois défaut, proportionner les fumures à son tempérament et à sa constitution, choisir parmi les engrais ceux qui sont plus spécialement nécessaires à chaque culture, voilà le secret des succès et des bénéfices.

Engrais ordinaires.

On comprend, que je n'entre pas dans de bien longs détails de pratique agricole. Toutefois, il me paraît utile de rappeler, qu'on enlève au sol, à l'état de vin et de sarment, des quantités importantes de phosphates et de sels de chaux et de potasse. C'est ce déficit, qu'il importe de combler chaque année ; et chacun, sur son terrain, apprend à déterminer exactement l'engrais, qui lui est le plus favorable. Les uns emploient le fumier de ferme ; d'autres les chiffons de laine, les tourteaux, le noir animal, les déchets divers ; quelques-uns enfin, les phosphates variés et les engrais minéraux.

Amendements toniques.

Si la fumure est nécessaire en temps normal, elle devient indispensable en temps d'épidémie sur les végétaux ; et constitue non seulement un aliment, mais encore un médicament.

L'espèce humaine est sujette à de nombreuses influences pathologiques, qui oppriment et épuisent ses forces vitales. Alors, sans compter le désordre organique, il se manifeste un état général d'alanguissement et d'anémie digestifs, qui modifie, altère, et arrête trop souvent les fonctions animales. Les vins généreux, les viandes saignantes, les aliments les plus substantiels sont impuissants à rétablir la santé. C'est que l'homme ne vit pas de ce qu'il absorbe, mais de ce qu'il digère. Dans ce moment, faites intervenir les amers, le quinquina, le fer, etc., et vous voyez l'appétit s'ouvrir, la digestion se régulariser, les forces renaître et le malade se rétablir.

Ainsi, une vigne minée par les sporules infectieux, qui circulent dans ses veines, affamée par les pucerons, qui gangrènent ses radicelles, s'étiole et dépérit au milieu des engrais fertilisants, qu'elle ne peut absorber, et qu'elle est dans l'impossibilité d'assimiler.

Elle a besoin de toniques analeptiques, qui ne sont pas des aliments, dans le vrai sens du mot; mais qui vivifient la sève, stimulent les fonctions végétatives, endorment ou paralysent l'infection et l'infecteur, et impriment au principe vital une vigoureuse impulsion. Dès qu'elle a éprouvé les bienfaits du remède, elle se ranime, se défend, assimile le peu qu'elle absorbe, pousse des radicelles, plonge profondément ses racines, et va chercher au loin la vie, qui lui est soustraite sans relâche par des myriades de suçoirs empoisonnés.

Ce n'est pas à dire, qu'elle résistera longtemps aux assauts multipliés et incessants de ses ennemis; mais elle luttera avec énergie, et donnera le temps de venir à son aide.

Les amers, le quinquina et le fer sont les toniques analeptiques de l'homme; les cendres, la chaux et le fer sont les toniques analeptiques de la vigne. Variez-les de mille manières, mélangez-les dans des proportions différentes, joignez-y des engrais de ferme, des phosphates, des sels de potasse et de chaux, toujours vous en obtiendrez les meilleurs résultats.

C'est là le secret de quelques formules, réputées antiphylloxériques, qui produisent d'excellents effets immédiats sur la végétation, et régénèrent la vigne pour quelque temps, mais n'ont aucune vertu insecticide. Malgré cela, il est bon de les connaître et d'en faire usage, suivant les circonstances. C'est pourquoi j'appelle l'attention sur ceux de ces amendements, qui me paraissent le mieux remplir l'indication, de soutenir la vigne malade par des toniques analeptiques.

1° Poudre anti-phylloxérique de Davis.

1° La poudre antiphylloxérique de G. W. Davis renferme de la potasse, de la chaux et de l'acide phosphorique mélangés à de la pyrite ferrugineuse. Cette préparation doit agir comme reconstituante, et produire la restitution des principes minéraux épuisés. Les réactions, qui se passent dans le sol, amènent la formation lente de sulfure de potassium, et le dégagement continu d'acide sulfhydrique, avec abandon de sesquioxyde de fer. Le carbonate de chaux est également très utile aux sols bas, humides et argileux.

Cette poudre est un bon tonique analeptique. J'en ai vu des effets satisfaisants, sur des taches de pourridié et de jaunisse ; mais je ne pense pas, qu'on puisse compter sur sa puissance antiphylloxérique.

2° Cendres.

2° M. Crugy a émis une idée féconde, dans le *Journal d'agriculture et d'horticulture* de la Gironde : « Il n'est que trop vrai que, depuis une vingtaine d'années, on s'est appliqué à faire rendre aux vignes d'abondantes récoltes, sans songer à leur restituer une nourriture appropriée, en compensation de leurs produits. C'est une faute, qu'il importerait de réparer, en faisant ce qu'on a négligé de faire.

« Tout le monde est d'accord sur ce point, que la potasse est un des éléments les plus nécessaires à la vigueur de la vigne. Pourquoi ne pas renouveler dès lors, au pied de la vigne, cet élément épuisé ? La cendre, on le sait, est un grand récipient de potasse. La cendre est à la portée de tout le monde. Pourquoi ne pas répandre, au pied de la vigne, la cendre que l'on dédaigne, et qui lui rendrait peut-être la force de résistance qu'elle a perdue ?

« Nos fleuves sont sillonnés par des douzaines de bateaux à vapeur, qui, pour se débarrasser des cendres de leurs fourneaux, les jettent tout simplement à l'eau. Comment aucun cultivateur riverain n'a-t-il pas eu l'idée de faire un arrangement avec les chauffeurs de ces bateaux, qui, aux diverses escales comme aux points extrêmes de la ligne, leur livreraient les cendres, moyennant une mince gratification ? » Il est bien d'autres sources de cendres, qu'on pourrait mettre à profit.

Ce conseil est bon à suivre ; mais il ne vaut que comme amendement.

3° Compost de M. Garrot.

3° La chaux vive est, suivant moi, un tonique analeptique préférable, surtout dans les terres froides, humides et argileuses, comme les Palus. Je ne suis point surpris d'entendre chanter les louanges du compost de M. Garrot, qui vient de régénérer, paraît-il, par ce moyen, ses vignes affreusement phylloxérées.

M. Garrot habite aux environs de Bordeaux, à Chateau-Cantin, près de Saint-Sulpice d'Izon (Gironde-sud-est, n° 11, 1879). Quand il vit ses vignes près de périr, il s'ingénia à trouver un remède autre que le sulfure de carbone et les cépages américains. Il fabriqua un compost avec :

Chaux anhydre	750	grammes.
Sel marin	150	—
Sulfate de cuivre	10	—

Voici comment il l'emploie : après un labour d'hiver, on fait autour de chaque pied une cuvette de 6 à 8 centimètres, sur un diamètre de 50 centimètres. On y répand également le compost, en saupoudrant la tige des ceps, et on recouvre de terre. Ce compost coûte 8 à 10 francs les 100 kilogrammes.

On assure que M. Garrot a réussi à maintenir ses vignes par ce procédé, et que son voisin, M. Chaminade, en est content aussi. Les essais faits hors du Bordelais, particulièrement à La Chassagne, près Villefranche (Rhône), ont été satisfaisants.

Ici, la chaux joue le rôle d'amendement ; le sel marin et le sulfate de cuivre peuvent exercer une influence insecticide limitée ; mais je suis persuadé que l'action vivifiante, opérée par ce mélange, est due exclusivement à sa tonicité analeptique, et non pas à ses qualités insecticides.

4° Fer.

4° Le fer est le plus puissant tonique analeptique que l'on connaisse, pour les organismes vivants, tant animaux que végétaux. C'est pourquoi je lui accorde la préférence, dans le traitement de la maladie phylloxérique.

Nous savons la réputation dont jouissait autrefois l'ampélite, pour le traitement des maladies parasitaires de la vigne. L'ampélite est un composé de schistes anthracifères pyriteux.

En Kabylie, où les vignes sont superbes et vierges de phylloxera, les Arabes sèment le sol des débris de fer, qu'ils recueillent précieusement chez les serruriers, forgerons, couteliers, etc., à l'état de limaille, poudre, rognures, frisons et déchets de toutes sortes.

M. Charmet de Larbresle (Rhône) emploie l'eau pyriteuse des mines de Saint-Bel, en guise d'engrais insecticides, sur les vignobles voisins; et il a rendu, bien loin autour de lui, des services signalés.

5° Procédé Félix Michel.

5° M. Félix Michel (*Bulletin de la Société des agriculteurs de France*, n. 1, 1880) a fait une curieuse observation à Rouffiac, canton de Blanzac (Charente). Les collines de cette commune, plantées de vignes, sont formées de couches blanchâtres, à texture lâche, appartenant à l'étage tertiaire du terrain crétacé. Leurs flancs sont recouverts, d'espace en espace, par une couche assez épaisse d'une terre végétale ocreuse, mélangée à une grande quantité de sables ferrugineux et de grains arrondis d'oxyde de fer.

Il y a trois ans, que le phylloxera a envahi cette région. Toutes les vignes sont en train de périr, excepté celles qui sont situées sur les points où la terre est le plus chargée de parties ferrugineuses. Là, elles produisent d'abondantes récoltes.

« Guidé par ces observations, dit M. Félix Michel, et considérant que la forme, sous laquelle le fer est le plus promptement assimilable à la sève du végétal, est le sulfate de fer, qui, outre les propriétés générales du fer qu'il possède, se distingue spécialement par son action astringente au plus haut degré, j'adoptai le parti de l'employer à cet état pour traiter, à titre d'essai, une centaine de pieds de vignes, dont les raisins à peine formés commençaient à s'étioler, et dont les feuilles devenues jaunes et les sarments déjà sans vrilles à leurs extrémités annonçaient la fin prochaine.

« En conséquence, je fis déchausser le pied de chacun des ceps, en pratiquant autour de leur axe un petit bassin, en forme de cuvette, de 15 centimètres environ de profondeur, sur un rayon d'égale dimension ; et je fis verser, dans chacun de ces petits bassins, 10 litres de la dissolution suivante :

Eau..........................	100 litres.
Sufate de fer..................	5 kilogrammes.

« De cette manière, le sulfate de fer pénétra jusqu'aux radicelles ; et, se trouvant aspiré par les spongioles de celles-ci, il a dû se fixer sur la cellulose et les diverses substances sucrées ou azotées, qu'elle contenait, et fortifier ainsi les racines et les radicelles déjà attaquées par la succion des phylloxeras. Il a été pour ces derniers d'une propriété toxique suffisante, pour les détruire immédiatement, soit que le sulfate de fer ait été, comme dans la généralité des cas, un stimulant ; soit qu'étant introduit dans des sols plus ou moins calcaires, il y opère, au moyen de la double décomposition produite par le carbonate de chaux. C'est précisément ce qui se produisit ; et, sans plus d'opération ni plus de soins que ceux ci-dessus indiqués, les cent pieds de vignes ainsi traités ont donné des sarments magnifiques ; et les petites grappes de raisin, primitivement étiolées et mourantes, ont reverdi rapidement, et sont arrivées à une parfaite maturité.

« Tel est le procédé logique et peu coûteux (il revient à 6 centimes par pied), que j'ai employé avec le plus complet succès. »

Ces faits sont bons à retenir. Je considère le sulfate de fer, comme un agent reconstituant fort actif. Il possède une puissance antiseptique considérable ; et à certaines doses, il est insecticide. Mais il ne faudrait pas lui en demander davantage ; et je doute qu'il réussisse à détruire le puceron aptère sur les racines.

En voilà assez, pour démontrer l'heureuse influence des toniques analeptiques, et l'impérieuse nécessité de leur intervention bienfaisante. Chacun parera, comme il l'entendra, à cette première indication. Pour moi, j'ai fait une combinaison différente; et j'introduis le tonique analeptique dans la solution pour badigeonnages, destinée à remplir la seconde indication.

B. *Badigeonnages ovicides de l'hiver.* — La seconde indication consiste à détruire le parasite. Il faut avouer qu'il n'est pas commode d'y parvenir; les moyens les plus ingénieux et les plus énergiques ont échoué jusqu'à ce jour. La cause de cet échec est tout entière dans ce fait: qu'on a cherché à tuer le puceron, pendant sa vie souterraine. En dirigeant les efforts toxiques contre le phylloxera, pendant sa vie aérienne, on aura peut-être plus de chance de succès. C'est pourquoi, j'ai complètement abandonné les insecticides souterrains, et je ne me préoccupe que très indirectement des aptères hypogés.

Parmi les nombreuses phases de sa vie aérienne, j'ai choisi de préférence celle de sa vie embryonnaire dans l'œuf d'hiver, afin de l'atteindre plus sûrement. D'abord, j'ai six mois entiers pour ce traitement; ensuite, c'est l'époque du sommeil de la végétation; et je ne crains pas de flétrir, de briser, ou de brûler les bourgeons, les feuilles, les jeunes pousses et les fruits.

Lois de dégér rescence et de gen du pnylloxe

Cette doctrine repose sur deux faits généralement admis : 1° la fécondité des femelles agames va en s'épuisant, à partir des sexués jusqu'à la nymphe; et 2° l'œuf d'hiver régénère seul la colonie.

Il est certain que, si ces observations sont absolument vraies, on viendrait à bout du phylloxéra, par une méthode, qui détruirait tous les œufs d'hiver.

M. Planchon ne croit pas à la dégénérescence parthénogénésique ; et il s'appuie, pour la nier, sur des observations qu'il a faites, et sur d'autres, recueillies par MM. Schrader et Lichtenstein. Ces expériences pèchent par la base; car, instituées dans des flacons, elles n'ont pas pu être poursuivies assez longtemps. Du printemps à l'automne, il ne s'écoule que six mois ; et il ne faut pas oublier, que le cycle typique du phylloxera embrasse un intervalle minimum de trois ans.

M. Balbiani, qui a affirmé le premier la diminution graduelle, à mesure que les générations se succèdent, de la fécondité du phylloxera, reste ferme dans son opinion. Il en donne une démonstration anatomique, qu'il est impossible de réfuter. Après avoir exposé que le nombre des cæcums ovigères diminue progressivement, après chaque génération agame, il ajoute : « Cette variabilité dans le nombre des cæcums ovigères n'est nullement en rapport, comme on pourrait le croire, avec l'abondance ou la qualité de la nourriture. Celles-ci jouent bien un rôle manifeste dans l'activité des pontes, mais sont sans influence sur l'appareil génital. Cela est surtout bien évident sur les larves, vivant sur les renflements, et destinées à se transformer en ailées. Après cette transformation, on ne trouve jamais plus de deux à quatre graines arrivées à maturité. »

M. Prosper de Lafitte a merveilleusement mis en évidence l'importance de cette démonstration : « Le nombre des tubes ovigères est la preuve anatomique de la dégénérescence. C'est toujours sur l'insecte, issu de l'œuf d'hiver, qu'on en observe le nombre le plus grand.... Les tubes, en voie d'atrophie, restent comme le témoignage visible de cette diminution. C'est toujours sur la nymphe, qu'on trouve ces tubes ovigères les moins nombreux ; et il n'y en a plus jamais qu'un seul sur la femelle sexuée. »

Voilà la loi anatomique, contre laquelle les élevages dans les tubes en verre ne prévaudront point. D'ailleurs, il ne peut pas exister logiquement des reproductions indéfinies, sans l'intervention du mâle. La génération et la conservation des espèces reposent sur l'accouplement des sexes, dans le règne animal, comme dans le règne végétal.

On a pu toucher du doigt, dans quelques rares circonstances, l'extinction par stérilité naturelle du phylloxera. « L'observation la plus favorable que je connaisse, écrit M. de Lafitte, est celle de M. Marès (*Journal d'agriculture pratique*, n° 11, 1877). M. Marès avait sur sa terrasse quatre pieds phylloxérés, cultivés en pot. A la quatrième année, sans traitement aucun, l'insecte disparaît. Je ne vois qu'une explication possible : tous les observateurs signalent la tendance des jeunes, et aussi des ailés, à s'éloigner du lieu où ils sont nés. Dans le cas de M. Marès, il a suffi d'un coup d'aile et d'un peu de vent, pour qu'ils fussent perdus. Dès lors, l'œuf d'hiver, que nous cherchons à détruire sur nos vignes, n'aurait pas même été pondu sur celles-ci ; et c'est après quatre ans de reproduction agame, que la petite colonie aurait disparu. »

Ainsi, l'œuf d'hiver vient en son temps ; et lui seul régénère l'espèce, qui disparaîtrait sans lui par stérilité naturelle.

Importance capitale de l'œuf d'hiver

Ceux qui ont suivi de près les travaux de M. Boiteau n'hésitent pas à y ajouter la plus grande confiance ; il est vrai qu'on ne trouve pas ailleurs qu'à Villegouge cet œuf mystérieux. C'est peut-être, que M. Boiteau sait mieux observer dans son milieu; c'est aussi, sans doute, que les sexués cachent leurs œufs sur des points différents du cep, suivant les climats, les saisons et les habitudes météorologiques des pays, où ils se reproduisent.

Il nous suffit de connaître la marche régulière et persistante de l'ovulation dans les vignes de M. Boiteau, pour être assuré qu'elle s'opère, en tous lieux, sur les parties aériennes de l'arbuste. Le contraire ne saurait exister. Les lois naturelles ne se modifient pas aussi profondément, à quelques kilomètres de distance. S'il s'agissait d'un phylloxera d'Afrique d'une part, et d'un phylloxera du Spitzberg de l'autre, je ne dis pas qu'il ne se produisît pas des changements profonds dans la vie, les mœurs, et les instincts de l'insecte. Mais ce qui se passe à Libourne se passe de la même manière à Cognac, Montpellier, Nîmes, etc. Si, avec les yeux de M. Boiteau, on découvre aisément, dans la Gironde, l'œuf d'hiver, sous les écorces de la tige ; et, qu'avec des lentilles puissantes, on ne l'aperçoive pas dans les départements voisins, c'est qu'on ne le cherche pas où il est, bien qu'il ne soit pas ailleurs que sur les tiges ou le tronc.

L'œuf d'hiver vit d'une vie aérienne. J'ai une foi aveugle dans la persistance des principes primordiaux de la création ; et je révoque en doute les faits isolés, qu'on a cru relever contre ces lois, jusqu'au moment où on m'aura prouvé, que les observations de M. Boiteau sont entachées d'erreur.

L'œuf d'hiver, voilà l'ennemi ! La même espèce n'a pas deux modes différents de reproduction. Les lois naturelles sont unes, simples et immuables.

Ce qui a fait l'incertitude et le doute, c'est la découverte sur le sol, par M. Boiteau, de deux œufs fécondés ; déjà Riley, en Amérique, en a trouvé sur la terre. En communiquant ce fait à l'Académie des sciences (séance du 17 novembre 1879), M. Balbiani a adressé à ce corps savant une lettre, que je transcris textuellement, vu son importance.

« Tous les entomologistes savent que certaines femelles d'insectes, pressées par le besoin de pondre, déposent parfois un petit nombre d'œufs, dans des lieux fort différents de ceux où elles ont l'habitude de les placer, et qui sont toujours choisis dans les conditions, qui assurent le mieux leur éclosion et la vie de leur jeune progéniture.

« Il n'y a donc rien de surprenant à ce que quelques femelles sexuées du phylloxera déposent leurs œufs à la surface du sol, au lieu de les mettre à l'abri, comme elles le font normalement, sous l'écorce du cep, où ils sont protégés contre les chances de destruction auxquelles ils sont exposés, pendant leur longue période d'incubation. C'est là, en effet, leur seul et véritable lieu d'élection; et c'est à tort, selon moi, que M. Boiteau se fonde sur la découverte de deux œufs uniques pour regarder la surface du sol, comme un nouveau lieu d'élection de l'œuf fécondé. Il est d'ailleurs plus que douteux, que les œufs égarés, exposés à tous les froissements, qui résultent de leur séjour sur un sol meuble et destiné à subir pendant de longs mois, à l'air libre, toutes les intempéries de la mauvaise saison, arrivent au terme normal de leur éclosion. L'un des œufs, dont parle M. Boiteau, paraissait, en effet, déjà altéré; car, au dire même de cet observateur, son contenu était plus gluant qu'à l'ordinaire, ce qui effectivement est un signe caractéristique des œufs, dont le développement s'est arrêté ; et pourtant, il ne se trouvait encore qu'à une époque peu éloignée de la ponte, puisque c'est le 12 septembre seulement, qu'il a été trouvé.

« Le fait qui a motivé la communication de M. Boiteau n'offrirait pas beaucoup d'intérêt en lui-même, s'il n'avait eu pour conséquence possible de décourager les personnes qui, avec raison, selon moi, regardent la destruction des œufs d'hiver déposés sur les ceps, comme le seul moyen préventif, que nous ayons jusqu'ici à notre disposition, pour arrêter l'extension du phylloxera, et empêcher l'invasion des vignes encore indemnes. Tel pourrait être le résultat de la supposition de M. Boiteau, concernant l'éclosion estivale d'un certain nombre d'œufs fécondés.

« Non seulement cette opinion ne s'appuie sur aucun fait d'observation ; mais elle a contre elle les analogies tirées des autres espèces animales, et notamment du phylloxera du chêne, où nous ne voyons guère d'œufs pondus dans les mêmes conditions, par une même sorte de femelles, se comporter d'une façon aussi différente, quant à la durée de leur évolution, que le suppose M. Boiteau.

« La présente note n'a d'autre but, que de prémunir contre les séductions pessimistes, que pourraient tirer des faits annoncés par M. Boiteau, les personnes engagées à l'heure actuelle dans des expériences sur la préservation de nos vignes par la destruction des œufs d'hiver. »

Aucun traitement n'a été dirigé contre le phylloxera dans sa vie aérienne, si l'on excepte les pratiques de décorticage et de badigeonnage.

Procédé de décorticage.

Décorticage. — M. Vimont, dans son remarquable rapport à la commission internationale de viticulture, y consacre quelques lignes. Je les reproduis intégralement : « L'action du décorticage est hygiénique. Dans le Libournais, la seule contrée, où l'œuf d'hiver ait été rencontré sous l'écorce, elle pourrait avoir une certaine valeur au point de vue de sa destruction. M. Sabatier, qui a préconisé cette pratique, s'en trouve bien; et ses vignes, depuis plusieurs années, se maintiennent en bon état. »

Le décorticage, considéré comme opération adjuvante, mérite d'être pris en considération ; mais, seul, il est insuffisant.

Méthode des badigeonnages.

Badigeonnages. — La méthode des badigeonnages consiste à frictionner, pendant l'hiver, la tige et la souche des ceps avec un pinceau, chargé de liquides antiseptiques et ovicides ; à pénétrer sous les lamelles de l'écorce, et à atteindre le fond des anfractuosités, pour y détruire les œufs d'hiver.

Procédé des Juifs au moyen âge.

Cette méthode date au moins du moyen âge. Nous devons à M. le comte de Bertou (*Comptes rendus de l'Académie des sciences*, 13 janvier 1879) des observations intéressantes recueillies en Judée. M. Prosper de Lafitte les a publiées, dans son Essai sur l'œuf d'hiver : « L'évêque de Tyr me racontait hier soir, au milieu de beaucoup d'autres renseignements sur le pays que je vais visiter, et particulièrement sur les environs de la mer Morte, qu'au moyen âge les riches vignobles d'Engaddi et de tout le plateau de Juda furent attaqués par un ver, qui s'en prenait aux racines du cep, et qu'on eut raison de cet insecte pernicieux en employant contre lui l'huile extraite de l'asphalte de la mer Morte. L'évêque de Tyr avait souvent invoqué le témoignage d'un historien oriental qui, disait-il, avait écrit l'histoire, depuis Adam jusqu'au douzième siècle ; mais je ne sais pas si le fait relatif aux vignes d'Engaddi venait de cette source ou d'une tradition orale. »

Dans le compte rendu de la séance du 20 janvier 1879, M. de Bertou transmet un document extrait de la Bibliothèque nationale, à la suite d'une chronique de Robert le Moine : « Entre Segor et Jéricho, il existe une région appelée Engaddi ; les vins d'Engaddi viennent de là. Le baume avait coutume d'y croître avec une merveilleuse facilité. Sur le lac Asphaltite, on recueille beaucoup d'alun et beaucoup de catraneum. Le catraneum est une espèce de liqueur noire et nauséabonde, très nécessaire pour oindre les chameaux et pour ôter leur gale, ainsi que pour frotter les vignes, et ôter à ces dernières les vers qui les rongent. »

On peut affirmer, sans crainte de se tromper, qu'il ne s'agit point ici du phylloxera. Dans ces temps reculés, les vignerons, privés de verres grossissants, n'auraient pas pu découvrir sur le pied des ceps des insectes microscopiques. Mais je retiens ceci : que, déjà, au moyen âge, le badigeonnage à l'asphalte, pratiqué sur les parties aériennes des vignes, tuait les vers des racines. Ce fait acquis est encourageant.

Procédé de M. Gaston Bazille.

Avant la découverte du phylloxera, M. Gaston Bazille, voyant dépérir ses vignes, avait eu l'idée d'en badigeonner, pendant l'hiver, deux hectares avec :

Huile lourde du gaz	10
Urine de vache	90

Cette opération, dirigée contre la Pyrale, avait bien réussi. Les vignes des voisins sont mortes ou mourantes, dit M. Boiteau (*Bulletin de l'Association viticole de Libourne*), et celles de M. Gaston Bazille conservent toute leur beauté.

J'arrive aux procédés, qui ont été directement recommandés contre le phylloxera.

Le badigeonnage à l'huile lourde de houille a été préconisé, dès 1875 et 1876, par deux naturalistes très autorisés, MM. Balbiani et Boiteau, contre l'œuf d'hiver, et amenant par le fait l'extinction de la race, par stérilité naturelle.

Procédé Boiteau-Lafitte.

Cette méthode a soulevé de prime abord des objections graves. Le résultat le plus apparent du badigeonnage à l'huile lourde aurait été la mort, non du phylloxera seulement, mais de la vigne elle-même.

M. P. de Laffite, ardent partisan de cette pratique, à laquelle il a pleine confiance, a établi les règles précises de son application. Ainsi réglementée méthodiquement, l'opération devient simple, facile et inoffensive pour l'arbuste.

Le liquide préparé d'après les dernières formules de M. Boiteau se compose de :

Huile lourde de houille	2
Carbonate de soude	1
Eau pure	2

On fait bouillir pendant une heure, à un feu doux, en remuant le mélange. On obtient ainsi les eaux mères. L'élément toxique est l'huile lourde. Sa puissance de pénétration est considérable ; et, employée pure, elle tuerait sûrement la vigne.

On mélange ces eaux mères à l'eau, dans la proportion de 1 litre d'eaux mères et de 9 litres d'eau. Le liquide, vigoureusement agité, est porté sur le champ d'expérience, dans de grands bidons à anses, de 30 litres de capacité. Chaque fois qu'on y puise, on fouette le liquide avec un fouet de tonnelier.

Le badigeonneur est muni d'un pinceau et d'un récipient. Le récipient est garni d'un double fond grillagé pour recevoir l'excès de l'huile lourde mal saponifiée, qui, sans cette précaution, brûlerait le cep. Lorsque l'ouvrier plonge le pinceau dans le liquide, il doit, chaque fois, sans exception aucune, donner le coup de fouet.

On badigeonne à grande eau, sans s'occuper des yeux de la vigne, et on ne veille qu'à bien mouiller toutes les écorces du bois de deux à dix ans d'âge, et à aller vite.

Il est indispensable de faire le badigeonnage avant la taille de la vigne. En ramassant les sarments, on oublie toujours de petites broches, pouvant porter du vieux bois, et recéler l'œuf d'hiver. En outre, si l'on taille d'abord, l'huile lourde venant mouiller les sections encore fraîches, pourra injecter le bois sur une certaine hauteur et le brûler.

Pour un hectare, contenant 5,000 pieds, d'une belle végétation, la dépense ne s'élève pas à

30 francs par année. Tel est le procédé, résumé sur les écrits de M. de Lafitte.

Appliqué avec soin, ce badigeonnage est d'une innocuité parfaite. Est-il efficace? On ne saurait le nier, car « en mars 1877, dit M. de Lafitte, a été pratiqué le premier badigeonnage; depuis, je n'ai pas aperçu une seule galle nulle part. » Ce fait est incontestable et incontesté.

La disparition des galles ne nous préoccupe guère; et si le traitement à l'huile lourde ne produisait pas d'autres résultats, la compensation serait insuffisante. La réinvasion estivale est bien plus à redouter; et il semble que le badigeonnage Boiteau l'ait prévenue à peu près complètement.

Voici ce qu'en dit M. Vergniol, dans le *Bulletin viticole de Libourne*, n° 11, 1878: « A Duras, le 24 août, la réinvasion est nulle, ou à peu près. Car, pour trouver un ou deux phylloxeras sur le chevelu nouveau, il a fallu faire des investigations longues et minutieuses, sur un grand nombre de ceps.

« A quoi attribuer cette différence? au badigeonnage système Boiteau, que j'ai pratiqué depuis deux ans, non seulement sur les parties sulfurées, mais sur toute l'étendue de mon vignoble environnant? à un isolement considérable des propriétés voisines? probablement à ces deux motifs réunis. Quoi qu'il en soit, je ne crois pas qu'il faille abandonner si vite le badigeonnage. »

Chez M. de Lafitte, le badigeonnage à l'huile lourde est combiné avec l'application méthodique du sulfure de carbone. On ne sait pas au juste ce qui, dans le résultat définitif, revient à l'une où à l'autre de ces opérations. Mais il se dégage de l'observation générale, que la réinvasion estivale ne se fait plus dans la contrée traitée, et que les vignes s'y maintiennent dans un état satisfaisant, malgré la survivance persistante de quelques phylloxeras.

Procédé Lasne.

Le badigeonnage à l'huile lourde n'est pas le seul qui ait été tenté. M. Lasne, ingénieur des ponts et chaussées à Royan, possède un vignoble a Toulon, près Saintes. Des taches s'étant manifestées dans le voisinage, en 1877, M. Lasne pratiqua immédiatement un traitement préventif à ses vignes, bien qu'elles fussent encore indemnes.

Voici en quoi consiste ce traitement. Décorticage soigneux — puis badigeonnage avec

Sulfo-carbonate de potassium...............	350
Eau..	750

et enfin, application au pinceau d'un anneau de

Coaltar....................................	500
Glycérine blonde...........................	100

sur la partie souterraine de la souche.

L'année d'après, les vignes de M. Lasne formaient, comme une oasis de verdure, entourée de vignes mourantes. (P. de Lafitte.)

Malheureusement, cet état n'a pas persisté. En 1879, cette vigne a été envahie; les insectes sont peu nombreux, mais il y en a.

M. P. de Lafitte, auquel j'emprunte ces études, est désespéré de ces insuccès; cependant, il est évident, que les expériences précédentes nous permettent de concevoir de sérieuses espérances. Ces échecs, en effet, démontrent que la dose d'insecticide dans l'eau des badigeonnages n'était pas assez forte; ou bien, que les badigeonnages, tels qu'ils ont été pratiqués jusqu'à ce jour, sont insuffisants contre les hypogées. Mais il serait difficile de contester, qu'à l'aide de ces procédés, on n'ait retardé l'invasion des ailées, et diminué puissamment l'éclosion de l'œuf d'hiver.

Il me reste à parler du procédé de M. Denis, chef des cultures du jardin botanique de la ville de Lyon, au parc de la Tête-d'Or.

Procédé de M. Th. Denis

Les expériences ont été faites sur plus de 60,000 pieds de vignes, considérés comme perdus par des agriculteurs, dont les noms font autorité, dans le Lyonnais et l'Isère. Les vignes traitées sont situées au plateau de Louze-Rotie, à Rousillon (Isère).

Ce procédé consiste simplement, après la taille d'hiver, à échauder les ceps avec du lait de chaux à 90 et 100°.

Ce lait de chaux se fait sur place, au moyen de quelques pierres de chaux, que l'on fait préalablement fuser, dans l'eau destinée à l'alimentation des chaudières.

L'échaudage se pratique, à l'aide de petites chaudières portatives, semblables à celles de Raclet, employées pour la destruction de la Pyrale, et au moyen de cafetières spéciales, munies de longs tubes.

Ce travail revient à 96 fr. par hectare, de 12,000 ceps (Sud-Est, mars 1878).

Le rapport du 3 novembre 1877, de la commission nommée par la Société de viticulture régionale de Lyon, a été très favorable au procédé de M. Th. Denis. J'ignore ce qu'il en est advenu depuis cette époque.

Ces divers systèmes de badigeonnage sont bons à plus d'un titre ; celui de MM. Boiteau-Lafitte est sans contredit le meilleur.

On ne peut nier, qu'ils détruisent la plus grande partie des œufs d'hiver ; et, s'ils les détruisaient tous, on n'aurait plus à se préoccuper de la réinvasion estivale, de l'essaimage des ailées, ni de la contamination par les aptères du voisinage. Tel qu'il est, le badigeonnage est un progrès, et doit être conservé dans la pratique. Combiné à d'autres moyens énergiques, il deviendra un précieux auxiliaire, avec lequel le phylloxera aura à compter désormais.

Le badigeonnage, que je préconise, repose sur deux principes essentiellement pratiques: 1° il est simple, économique, facile à employer par tous, tonique pour l'arbuste, et applicable à toutes les vignes, de plaines, de montagnes ; aux sols arides et aux terrains plantureux ; dans les contrées méridionales, comme dans les pays moins favorisés par le soleil.

Procé de l'au

2° Il détruit les œufs, qu'il touche, aussi bien que les insecticides les plus renommés.

A ce propos, j'ai remarqué qu'on a dépensé bien des efforts, à la recherche d'insecticides nouveaux. Tant qu'il s'agissait de tuer l'insecte sur les racines, je comprends qu'on se soit ingénié de mille manières, car il fallait satisfaire à des conditions multiples, délicates et défavorables. Encore n'a-t-on pas réussi, parce qu'on ne se méfiait pas assez de l'action vitale du sol et de la résistance organique du phylloxera.

Les études que j'ai faites sur la nature des terrains, leur structure intime, leur énergie relative d'absorption, et leurs facultés diverses d'assimilation expliquent les obstacles, contre lesquels on est venu se butter.

D'un autre côté, le phylloxera est doué d'une organisation particulière, qui brave la plupart des solutions toxiques. J'ai expérimenté longuement, dans mon cabinet, la force de résistance de ce puceron aux causes de destruction ; et je suis convaincu, qu'il résiste à toutes les solutions non caustiques.

On ne saurait s'imaginer combien ses tissus sont impérméables. Il est recouvert d'une enveloppe, composée en grande partie de chitine. « Cette substance, inaltérable aux acides et aux alcalis très étendus, s'altère cependant par l'action des acides très concentrés (Berthelot). » La composition de cette substance cellulosique le met à l'abri des composés chimiques, qui ne désorganisent pas en même temps les trames végétales.

Le phylloxera est en outre enduit d'une couche graisseuse, sur laquelle tous les réactifs aqueux coulent sans pénétrer. Aussi, a-t-il fallu lui opposer des liquides essentiels, dissolvant les graisses, comme le sulfure de carbone. Touché par ces vapeurs volatiles, il crève d'une asphyxie, provenant aussi bien de la respiration pulmonaire que de la perspiration cutanée.

Autrement, il plonge son suçoir dans les racines, se contracte sur lui-même, et laisse passer l'orage, en puisant des sucs alimentaires sains, dans un cambium non altéré.

Il n'en est pas de même de l'œuf d'hiver ; son enveloppe n'est pas chitineuse ; une couche graisseuse ne la préserve pas ; et il est percé d'une multitude de petits trous, perdus dans un réseau de mailles régulières, et servant sans doute à la respiration de l'embryon ; il se décompose, dès qu'il tombe sur le sol, et qu'il est privé des abris corticaux, derrière lesquels il brave les intempéries.

Ces conditions sont favorables à sa destruction. Il suffit de le toucher avec une solution ovicide, pour qu'il périsse. Toutes les préparations, jouissant de propriétés antiseptiques ou insecticides, l'arrêtent dans son développement. La difficulté n'est donc pas de trouver des substances ovicides ; c'est de toucher tous les œufs avec l'une ou l'autre d'entre elles.

Appuyé sur ces principes, j'ai fait un composé, qui remplit parfaitement le but. Il possède un autre avantage : c'est celui d'être un puissant tonique analeptique.

Ainsi combiné, le badigeonnage remplit à la fois la première et la seconde des indications, que j'ai exposées, dans la partie théorique de ma thérapeutique.

Chrysol Martial.

Je crois inutile d'expliquer en détail les vertus ovicides de mon mélange, que j'ai nommé Chrysol Martial, à cause de son aspect et de sa composition. En voici la formule :

Acétate de fer à 16°.............	1 800	grammes.
Sel marin.....................	150	—
Chryso-toluidine peroxydée......	100	—
Goudron de hêtre...............	100	—
Eau...........................	1 000	—

Ces trois litres suffisent, à peu près, pour badigeonner une œuvrée (5 ares) de vigne, soit 60 litres à l'hectare de 20,000 ceps.

Mode d'emploi.

Le mode d'application est simple et à la portée de tout le monde. Pendant le mois de mars, dans nos pays, avant la nouvelle poussée de la sève, on donne une façon, qui consiste en un piochage, destiné à isoler dans un sillon creux le cep, jusqu'à ses premières racines. On taille ensuite, en ayant soin de ne pas charger les vignes malades.

Après la taille, ou bien à mesure qu'elle s'opère, on enlève les sarments, sans oublier les débris, qui jonchent habituellement le sol. Il est important de tout enlever avec précaution, parce que des œufs d'hiver peuvent rester dans les petites tigelles, qu'on néglige, et échapper au badigeonnage. Ces sarments seront brûlés sans retard, et leurs cendres serviront d'engrais.

L'ouvrier est muni d'un gros pinceau en crin et d'un seau, dans lequel il porte le Chrysol Martial. A mesure que son seau se vide, il va le remplir à la benne, qui est au milieu du champ.

Cette benne contient 100 litres d'eau, qu'on prépare de la manière suivante : Prenez 1 kilogramme de suie de cheminée attachée dans un nouet, et pressez là dans l'eau, tant qu'elle lui a cédé tous ses principes solubles, et qu'elle est elle-même parfaitement imprégnée. Dénouez alors le linge, et mêlez la suie au liquide. Ajoutez 3 litres de Chrysol Martial, après avoir agité le baril qui le renferme.

Le badigeonneur prend un plein seau du mélange, et commence l'opération. Il plonge chaque fois le pinceau jusqu'au fond du seau, pour remuer la solution trouble; puis, il badigeonne tout le cep, sans s'inquiéter des bourgeons, et sans laisser des surfaces non touchées. C'est surtout la souche et le collet de la racine, qu'il ne faut point oublier, et dans les anfractuosités desquelles il est indispensable de pénétrer, par des coups de pinceau directs et réitérés.

Un ouvrier lent, et peu habitué à ce travail, fait du premier jour 5 ares de vignes, à 20,000 ceps à l'hectare. Dès le troisième jour, il en peut badigeonner 10 ares dans sa journée.

Cette année, la taille ne se fera pas, dans des conditions normales, parce que la vigne a gelé sur bien des points. On devra sans doute attendre la poussée des bourgeons, pour choisir ceux qu'on pourra conserver. Le badigeonnage se pratiquera, quand même, au moment de la taille, avec la précaution de ménager les boutons prêts à éclore. En d'autres temps, on taille quand on veut, et on badigeonne après.

M. Prosper de Lafitte recommande expressément de badigeonner avant la taille, afin de ne pas s'exposer à laisser dans la vigne quelques œufs d'hiver, avec les brindilles abandonnées sur le sol. Cette pratique est prudente; mais je n'y attache pas autant d'importance, que M. de Lafitte.

Prix de revient.

Mon Chrysol Martial est peu coûteux. J'estime à 60 litres, la quantité nécessaire pour un hectare ; ces 60 litres ne reviennent pas à plus de 20 francs. Encore faut-il bien remarquer, que nos vignes contiennent 20 à 22,000 ceps à l'hectare, tandis que dans le Midi, elles n'en ont que 5,000, ce qui porterait, dans ce cas, à 5 francs, le prix du liquide pour le badigeonnage d'un hectare.

Quant au travail de l'ouvrier, il est moins cher que la taille, parce qu'il se fait plus vite. En somme, cette première opération au Chrysol Martial, n'exige pas une dépense, de plus de 35 à 38 francs par hectare, dans nos régions.

Mes expériences de l'an passé ne me permettent pas de fixer un prix de revient définitif, parce qu'elles ont été pratiquées sur une trop petite échelle. Cependant, j'en ai obtenu des résultats fort encourageants. Cette année, j'ai choisi un champ d'expérimentation, en plein vignoble phylloxéré; et je tiendrai une note exacte de mes observations.

C. — *Médication interne antiseptique de l'été.* — Nous avions disposé notre plan d'attaque, de manière à prendre situation sur tous les points à la fois; et pour cela, nous avions pointé nos pièces dans trois directions différentes, sur les retranchements de l'ennemi :

Le sol,

Le puceron,

Et la vigne.

Nous sommes les maîtres du sol. Le puceron, gravement atteint, résiste énergiquement, en faisant donner ses réserves d'œufs d'hiver, qui ont échappé au carnage. Il nous reste à opérer le mouvement tournant, qui doit nous donner la victoire.

Mouvement tournant est l'expression vraie; parce que nous nous préparons à tuer le phylloxera, non plus par des insecticides directement injectés sur les racines, mais bien par des liquides toxiques, absorbés par les feuilles, descendant par les vaisseaux laticifères jusqu'aux radicelles, et empoisonnant les sucs nourriciers de l'aphidien.

Quadruple indication.

Cette méthode est entièrement nouvelle, et constitue la partie originale de mon traitement. Elle a pour but : 1° de tuer le puceron pendant sa vie aérienne ; 2° de donner la mort aux hypogées, à l'aide des liquides séveux ; 3° de chasser les ailées et les pérégrinateurs des vignobles traités ; et 4° enfin, de détruire, dans la sève de la vigne, les sporules du mycelium-pourridié, qui produit son infection et sa mort.

L'association intelligente des insecticides, des insectifuges et des antiseptiques permet de remplir ces quatre indications.

Les insecticides sont nombreux ; on peut faire parmi eux de grands choix. Je ne pense pas, que ce soit la question la plus importante. Ils doivent réussir à peu près tous, pourvu qu'on les présente au puceron, de telle sorte qu'il les absorbe. S'il ne les aspire pas avec les sucs de la plante, il n'en éprouve qu'un faible dommage ; si, au contraire, il les pompe avec son suçoir, il succombe empoisonné par des doses très faibles de toxiques peu énergiques.

Les insectifuges jouissent de propriétés sérieuses, qu'on utilise fréquemment dans les arts, les sciences, l'industrie et le commerce. Lorsqu'il s'agit de la conservation de la viande, ou bien de la préservation des préparations anatomiques, par exemple, il n'y a pas d'insectes à détruire, puisqu'ils ne sont point encore arrivés ; les insecticides sont donc inutiles. C'est pourquoi, on enduit les matières, qu'on veut préserver, de solutions possédant la vertu d'éloigner les parasites, et de les empêcher d'y déposer leurs œufs ou leurs larves.

Quelques-uns de ces agents sont en même temps antiseptiques. Mais j'ai cru prudent de leur associer des sels, plus spécialement doués de cette propriété. Il est assurément indispensable de tuer le puceron, et de mettre en fuite les nouvelles légions d'envahisseurs ; mais il est non moins urgent de faire périr les vibrions, ou sporules infectieux, qu'ils ont déjà inoculés à la vigne.

Je suis parvenu à opérer une combinaison homogène, qui réunit, d'une manière commode et avantageuse, les qualités insecticides, insectifuges et antiseptiques. Cette composition complexe et facilement maniable ne nuit pas à la végétation de la vigne, ni à son rendement. Avant d'en donner la formule, il est utile de faire connaître, comment elle va se comporter vis-à-vis de l'arbuste, pour fournir son maximum d'effet.

L'absorption des gaz et des liquides par la face inférieure des feuilles est indéniable. Je me suis étendu assez longuement sur cette fonction, pour n'avoir pas besoin d'y revenir en ce moment. Parmi les plantes cultivées pour leur rendement agricole, la vigne est très certainement l'arbuste le plus vigoureux, le plus fécond et le plus résistant que nous possédions. Elle implante ses robustes racines dans des sols ingrats, maigres, rocailleux et impropres à toute autre culture ; et y prospère néanmoins, sans grandes fumures.

Mode d'absorption des liquides par les feuilles de la vigne.

On n'a rien de rien. Ce n'est donc pas du sol, qu'elle soutire toute sa luxuriante végétation. Elle étale dans l'air les larges surfaces de son feuillage riche et touffu, et y puise par des milliers de stomates l'azote, l'oxygène, l'acide carbonique et les gaz ammoniacaux, essentiels à son énergie vitale. Elle boit à longs traits l'eau, qui sature l'immense réservoir aérien, et avec elle, les substances qui y sont dissoutes.

La nature se prête complaisamment à cette avide succion ; et offre à la plante, sous forme de fraîche rosée, des liquides savoureux, et condensés par le rayonnement terrestre. Les feuilles de la vigne en sont couvertes; et le soleil est à peine monté de quelques degrés sur l'horizon, que déjà leurs faces inférieures ont bu les gouttelettes humides, dont elles ruisselaient.

La vigueur d'une plante se traduit par sa force d'absorption et d'assimilation; c'est pourquoi la vigne occupe le premier rang, parmi celles qui vivent le plus et le mieux de la terre et de l'air. Il serait vraiment extraordinaire, que le Créateur eut placé les animaux et les végétaux dans un milieu, qui ne pourrait pas les nourrir; et si l'on trouve dans l'air de l'oxygène, de l'azote, des acides et des sels variés, c'est que les animaux et les végétaux en ont besoin pour subsister normalement. D'autre part, si la vigne extrait de l'air des gaz, de l'eau et des solutions salines, c'est qu'elle a des organes appropriés à cette destination.

Dans ce cas, il devient facile de faire absorber à la vigne des liquides composés autrement que ceux de l'atmosphère, à la condition expresse d'imiter, aussi parfaitement que possible, les procédés de la nature.

La nature a des lois merveilleuses, qui échappent aux creusets des chimistes. Elle fait des combinaisons souvent insaisissables par l'homme, quelles que soient les études, auxquelles il s'est livré. Son œuvre intime est un secret de la vie ; mais ses procédés sont simples et accessibles à l'observation. Plongée dans l'eau, immergée dans des dissolutions concentrées, la vigne succombe promptement. La vapeur d'eau, la rosée, les liquides très légèrement salins lui conviennent mieux. Alors seulement, elle absorbe et assimile ; et elle envoie, par sa sève descendante, jusqu'à l'extrémité de ses radicelles, les agents vivifiants, destinés à décomposer les éléments minéraux puisés dans le sol, et à les répandre dans ses tissus par la sève ascendante.

En copiant servilement le mode naturel de ce fonctionnement organique, nous parviendrons à administrer à la vigne une médication interne, aussi aisément, que nous le faisons pour nos malades.

Ma méthode thérapeutique repose sur ces principes de physiologie végétale.

Méthode de l'auteur.

Mon premier soin a été de découvrir une solution étendue de substances insecticides, insectifuges et antiseptiques ; et ma seconde préoccupation, de fabriquer un appareil, capable de présenter aux feuilles de la vignes ce liquide médicamenteux, sous forme d'une rosée fraîche, fine et ténue.

Je suis parvenu, après de longs tâtonnements, à composer un mélange, clair, limpide et inoffensif pour la santé des ouvriers et la végétation des plantes. Administré aux végétaux, à doses massives, il serait nuisible sans doute ; mais, répandu sur les feuilles à l'état de rosée, il est absorbé par elles, sans nuire à leur développement fonctionnel. Il en est de même, dans la thérapeutique humaine : un petit verre de cognac imprime une bienfaisante impulsion à l'organisme, tandis qu'un litre tout entier tuerait le buveur imprudent, qui le boirait d'un seul coup.

Baume de Tinkal.

Voici comment je procède à sa fabrication :

Prenez benjoin	50	grammes.
— clous de girofles	30	—
Faites bouillir dans un pot de terre vernissé pendant dix heures, avec eau	1 000	—

En ayant soin de remplacer, par l'eau bouillante, l'eau évaporée.

Ajoutez :

Sa composition

Sel marin	30	—
Borax	50	—
Bichromate de potasse	10	—
Acide salicylique	3	—
Iodure de potassium	1	—
Bromure de potassium	1	—
Chryso-toluidine	2	—

Laissez refroidir. — Filtrez, et conservez dans des flacons bien bouchés.

J'ai donné à ce mélange le nom de Baume de Tinkal, à cause de sa composition résinoïde et boratée. Un nom est nécessaire, pour fixer l'attention; autant vaut celui-là qu'un autre. La préparation de ce baume n'est pas difficile; cependant, elle exige certaines précautions indispensables, pour que le liquide soit parfaitement limpide et homogène. Nous apprendrons, avant peu, qu'il est destiné à traverser des appareils capillaires de pulvérisation ; et on ne saurait trop se garder des les obstruer par des impuretés.

Il répand un parfum agréable et sain; et, dans tous les cas, il ne peut pas donner de mauvais goût aux raisins; ni être, pour la vigne, un sujet d'affaiblissement et de ruine. Répandu sous forme de rosée, en solution très étendue, il se présente à l'absorption dans les meilleures conditions possibles. Du reste, un calcul bien simple va nous préciser la dose fournie à chaque cep.

Un litre de baume de Tinkal couvre de rosée 5 ares environ de vignes ; soit 20 litres pour un hectare. Prenons par exemple un vignoble de nos pays, planté à 20,000 ceps à l'hectare; c'est donc 1,000 ceps en compte rond, pour les 5 ares. Si un litre de baume couvre de rosée les 5 ares, chaque cep ne reçoit qu'un gramme du mélange.

Cette dose, en apparence dérisoire, jouit assurément d'une entière innocuité. Son action médicamenteuse n'en est que plus assurée ; car, il faut bien se persuader que, dans la nature, les choses se passent ainsi. Les feuilles d'un cep de vigne n'absorbent qu'une quantité pondérable relativement faible de rosée; et, dans cette rosée, les substances salines de l'atmosphère ne sont dissoutes, que dans des proportions excessivement minimes.

Son prix de revient.

Les vignes, qui sont plantées à 5,000 ceps à l'hectare, profiteront de ce bénéfice ; et 20 litres de baume de Tinkal suffiront pour quatre hectares. Ce n'est pas que ce baume soit bien cher, mais toutes les économies doivent être calculées. Je ne pense pas, qu'en gros, il coûte plus de 1 fr. à 1 fr. 25 le litre (1).

Il me semble superflu d'initier le lecteur aux raisons, qui m'ont fait préférer telles substances, plutôt que telles autres ; néanmoins, je crois utile d'en dire brièvement les propriétés.

Ses propriétés.

Le sel marin, associé aux iodures et aux bromures, constitue pour moi la vertu antiphylloxérique de l'eau de mer, et de certains sables des côtes de l'Océan et de la Méditerranée.

M. Lanjorrois a fait une dissolution à $\frac{1}{100}$ de bichromate de potasse, qui lui permet de conserver à l'air libre, sans décomposition, les viandes et les végétaux.

Le benjoin est doué d'une puissance extraordinairement antiseptique. M. le pharmacien Mourrut a fait, sur le seigle ergoté, des expériences, qui ne laissent subsister aucun doute, sur cette remarquable

(1) M. Joanny Durand, rue Saint-Jean, 63, à Roanne (Loire), a bien voulu se charger de fournir tous les renseignements sur l'application de ma méthode; et d'expédier aux plus justes prix, avec les instructions pratiques, les instruments et solutions.

vertu. On l'a mise récemment en pratique dans la médecine humaine ; et MM. Schüller et Rokitansky ont obtenu, par le benzoate de soude, des résultats merveilleux, dans des cas nombreux de septicémie tuberculeuse.

Tout le monde connaît l'acide salicylique et les salicylates, depuis les travaux de M. le docteur Germain Sée. M. le professeur Neugebauer arrête toutes les fermentations, à l'aide de cet acide, dans le vin, la bière et les autres liquides fermentescibles. Aujourd'hui, cette pratique est tombée dans le domaine public.

Le borax et l'acide borique empêchent la pénétration des bactéridies dans les tissus, et préviennent ainsi la putréfaction. Ils détruisent celles qui existent déjà, et arrêtent par conséquent la décomposition. Le borax tue les vrais infusoires et, souvent aussi, les animaux articulés et leurs larves. Il ne s'oppose pas, il est vrai, au développement des végétations mycologiques, mais la décoction de clous de girofle possède cette propriété ; elle retarde et rend ce développement plus difficile.

M. Péligot a arrosé des semis de haricots avec des solutions de borax, et les a vus dépérir, à la suite de ce traitement. J'ai fait des expériences semblables avec d'autres substances salines, et je suis arrivé aux mêmes résultats. Qui peut le plus, peut le moins. La dose était trop forte, l'action trop énergique ; il en est de même de tous les agents thérapeutiques.

M. Dumas a fait, en 1876, de nombreuses expériences, pour découvrir l'influence de divers produits chimiques sur les ferments. Il a reconnu, que le borax empêche les ferments solubles d'exercer leur action, et qu'il n'agit pas sur les ferments insolubles. Cela explique l'utilité du borax, pour empêcher la putréfaction des matières animales. A Buenos-Ayres, on n'a pas tardé à organiser des établissements industriels, pour la conservation des viandes par le borax. Déjà, des expéditions de 20,000 kilogrammes et plus ont été faites; et les viandes ainsi conservées sont parvenues, en parfait état, à Bruxelles, Anvers et au Havre.

Ce court aperçu nous permet d'entrevoir l'action énergique du baume de Tinkal, comme insecticide, insectifuge et antiseptique. Il me reste à exposer la méthode d'administration, à la vigne, de ce médi cament nouveau.

Drosogène. Il s'agit d'obtenir de la rosée avec le baume de Tinkal. J'ai construit un appareil, qui la produit admirablement. Je l'appelle Drosogène, mot tiré du grec, qui signifie : générateur de rosée.

Cet appareil se compose de deux parties distinctes : un insufflateur et un récipient.

L'insufflateur est constitué par un petit soufflet, à double effet, dont la chambre d'air seule est mobile. Ce soufflet reçoit son mouvement d'un excentrique, commandé par un engrenage, à volant simple et puissant. Le tout est enfermé dans une caisse en bois, longue de 24 centimètres, large de 9, et épaisse de 12. Une manivelle extérieure sert à faire fonctionner le système.

Chaque tour de manivelle, à une vitesse normale, donne un litre d'air ; la force d'impulsion lance, à 60 et 80 centimètres de hauteur, un jet de liquide pulvérisé.

Le récipient est un vase en zinc arrondi, d'une contenance de un demi-litre. Il est muni, à sa face supérieure, d'une large poignée, d'un entonnoir, et de trois trous, destinés à loger des tubes en verre, à pulvériser.

Ces pulvérisateurs, longs de 15 centimètres, sont construits de façon à plonger jusqu'au fond du récipient, et à recevoir l'air directement de bas en haut. Il en résulte un triple jet de liquide pulvérisé, dans la même direction perpendiculaire de bas en haut. Les ouvertures sont calculées, pour une pulvérisation imitant parfaitement la rosée. Ces trois pulvérisateurs sont unis par de petits tubes en caoutchouc à un tube métallique, qui reçoit l'air de l'insufflateur.

Enfin, l'insufflateur et le récipient communiquent, l'un avec l'autre, par l'intermédiaire d'un tuyau en caoutchouc, long de 80 centimètres. Ce tuyau en caoutchouc fort épais est attaché définitivement sur le tube métallique du récipient. Son autre bout doit se visser, au moment de l'usage, sur l'insufflateur, et se dévisser ensuite. En un mot, il adhère au récipient, et ne se visse à l'insufflateur, que lorsqu'on veut se servir de l'instrument. La vis de ce côté libre est disposée, comme celle des tubes à irrigateurs, de manière à être indépendante, et à obtenir l'occlusion complète, sans imprimer un mouvement de torsion au tuyau en caoutchouc.

Le Drosogène est complété par des ceintures et des détails d'adaptation, qui le rendent simple, commode et pratique. Voici comment on le fait fonctionner :

Manière de le faire fonctionner.

L'ouvrier place l'insufflateur sur sa hanche droite, et l'y fixe solidement, à l'aide d'une sangle en ceinture autour du corps, et d'une autre, en sous-cuisse, sous la cuisse du même côté. Il remplit ensuite le récipient de baume de Tinkal, par l'entonnoir disposé à cet effet; puis il visse le tube de caoutchouc sur le pas de vis de l'insufflateur.

Ainsi armé, l'ouvrier prend le récipient de la main gauche, et il est prêt à asperger les vignes. Pour cela faire, il tourne la manivelle de la main droite, et sans plus de peine et de rapidité, que s'il jouait de la vielle, il produit une rosée de baume de Tinkal, abondante et continue.

Précautions indispensables.

Avant de procéder au traitement de la vigne, il importe de retenir, pour le fonctionnement régulier de l'appareil, certaines conditions pratiques indispensables. D'abord, il convient de serrer l'insufflateur autour du corps, et de l'y immobiliser, à l'aide de la ceinture et du sous-cuisse; sans cela, à chaque tour de manivelle, on imprimerait à la caisse des secousses gênantes.

Ensuite, il est nécessaire de boucher l'entonnoir, après avoir rempli le récipient; autrement, il s'y introduirait des débris végétaux, qui souilleraient le liquide, et obstrueraient les pulvérisateurs.

D'autre part, il faut surveiller le tuyau en caoutchouc, qui fait communiquer l'insufflateur avec le récipient, prendre garde qu'il se noue ou se courbe brusquement. Dans ce cas, on fermerait le passage à l'air de l'insufflateur, et on ferait éclater le soufflet.

Enfin, il arrive quelquefois que, malgré toutes les précautions, des impuretés se glissent dans le récipient, entrent dans les pulvérisateurs en verre, et en bouchent l'orifice capillaire. On suspend le travail, et avec un crin on débouche facilement le pulvérisateur. Si cette petite opération présentait des difficultés, il vaudrait mieux changer le tube pulvérisateur, ce qui se fait aisément et promptement. On remarquera que j'ai ajouté au récipient une petite cuirasse en zinc, qui protège de la casse les tubes en verre. Elle est fixée sur le récipient, à l'aide de deux fils de fer, qui glissent simplement dans des coulisseaux du réservoir d'air. On enlève cette cuirasse, en la soulevant directement de bas en haut, et on nettoie et change, comme on veut, les pulvérisateurs.

L'ouvrier se met bien vite au courant de ces diverses manipulations ; et, en peu de temps, il est maître de son appareil.

Le traitement de la vigne se pratique avec le Drosogène de la manière suivante : l'ouvrier projette la rosée en plaçant le récipient, qu'il tient à la main, au-dessous du cep ; il dirige le jet d'abord au milieu, puis à droite, à gauche, en avant et en arrière, afin d'asperger la face inférieure des feuilles. Ensuite, il relève le récipient et l'enfonce dans le cœur de l'arbuste, en opérant comme il vient de le faire au-dessous. Il finit par quelques jets de rosée à l'extrémité supérieure de la tige. En tout, 20 à 25 tours de manivelle, et à peine 30 secondes d'aspersion, pour un cep ordinaire, en pleine végétation.

Après cette opération, on peut s'assurer que les feuilles du cep sont à peu près toutes couvertes de rosée, à leur face inférieure. Il est inutile de rechercher minutieusement, s'il n'en est pas échappé. Pourvu que la rosée de baume de Tinkal recouvre la plus grande partie des surfaces absorbantes, elle est absorbée, et produit son effet utile.

Un homme, qui a travaillé pendant deux heures avec cet appareil, sait parfaitement s'en servir, et peut traiter 1,200 ceps, en pleine végétation, dans une journée de 10 heures.

Époques du drosogénage.

Je fais pratiquer trois fois le drosogénage, pendant l'été : *au commencement de mai, au milieu de juillet, et à la fin d'août*. Ces époques correspondent à l'éclosion des œufs d'hiver, à la réinvasion estivale, et à l'apparition des sexués, pendant ou après l'essaimage automnal. La rosée du baume de Tinkal, étant à la fois insecticide, insectifuge et antiseptique, détruit, sur la vigne, les insectes qu'elle touche, en même temps qu'elle chasse les ailées, qui auraient fantaisie de s'y abattre. Son action antiseptique se produit, par l'absorption, jusque sur les radicelles, et y tue les hypogées.

Je crois inutile d'ajouter, qu'il est nécessaire de choisir un temps sec, pour se servir du Drosogène. Une pluie qui surviendrait, douze ou vingt-quatre heures après un traitement, en affaiblirait sérieusement les effets.

Ma méthode de traitement des vignes phylloxérées est à la portée de tout le monde. Pas n'est besoin d'études ni d'apprentissage, pour la mettre en pratique. Elle repose sur trois principes généraux : la fumure, le badigeonnage d'hiver et les drosogénages d'été.

Résumé succinct de la méthode nouvelle.

En voici l'exposé succinct, dégagé des données physiologiques et doctrinales.

Fumures. — Avant tout, il est urgent de fumer la vigne avec des engrais phosphatés et potassiques, afin de lui donner la force nécessaire à son développement physiologique normal, et une vigueur nouvelle pour résister aux assauts multipliés et incessants du phylloxera.

On peut y joindre des amendements, tels que la chaux anhydre, les cendres, les substances ferrugineuses, etc., dont l'action a été reconnue avantageuse dans maintes circonstances.

Taille. — A l'époque de la taille, qui se fait à l'automne ou en hiver, on enlève avec soin les sarments, et même les brindilles et broches habituellement abandonnées sur le sol. On brûle le tout, pour faire périr les œufs d'hiver, qui y sont logés ; et la cendre sert de fumure.

Déchaussage. — Il est bon, avant la taille, de procéder à une première façon, qui ameublit le sol; et surtout de déchausser le pied du cep, pour mettre à nu le collet des racines.

Badigeonnage d'hiver. — Quelques jours après la taille ou en même temps, et par un ciel ne menaçant pas de pluie, on applique le badigeonnage d'hiver.

On apporte dans la vigne une benne, contenant un hectolitre d'eau. Dans cette eau, on exprime avec force, jusqu'à ce qu'elle soit parfaitement pénétrée et mouillée 1 kilogramme de suie de cheminée, enfermée et liée dans un torchon grossier. Puis, on mêle la suie au liquide. On ajoute à cet hectolitre d'eau 3 litres de Chrysol Martial, qu'on mêle intimement par agitation.

Cela fait, l'ouvrier puise un plein seau du mélange, et, armé d'un de ces gros pinceaux en crin, qui servent aux maçons pour leurs badigeonnages, il commence son opération.

Il plonge le pinceau dans le seau, et badigeonne vigoureusement de haut en bas tout le cep, en ne s'inquiétant pas des bourgeons, et en ayant soin de pénétrer dans toutes les anfractuosités de la souche et du collet de la racine. Il vaut mieux faire trop que pas assez ; et inonder le cep, plutôt que de lui ménager le Chrysol.

Drosogénage au commencement de mai. — La vigne reste dans cet état jusqu'au commencement de mai. Pendant ce temps, comme dans le reste de l'année, on applique les façons ordinaires, sans se préoccuper du traitement.

Au commencement de mai, c'est-à-dire à l'époque où l'œuf d'hiver est éclos, et où les jeunes phylloxeras vivent encore sur les feuilles de la vigne, on poursuit le traitement avec le Baume de Tinkal.

Ce baume s'administre à la vigne, sous forme de rosée, à l'aide d'un appareil, nommé Drosogène, mot tiré du grec, qui signifie générateur de rosée.

Le Drosogène se compose de deux parties distinctes: un soufflet et un récipient pulvérisateur.

Le soufflet, enfermé dans une caisse en bois, simple et facile à manier, se place sur la hanche droite, et se fixe au corps par une ceinture circulaire et un sous-cuisse, qui passe sous la cuisse du même côté. Une manivelle lui imprime son mouvement.

Le récipient en zinc, d'une contenance de un demi-litre, présente une poignée, qui permet de le tenir à pleine main, et de le manœuvrer aisément.

On remplit le récipient de Baume de Tinkal, par l'entonnoir pratiqué sur sa face supérieure ; et on bouche ensuite cette ouverture. Puis, on visse le tube en caoutchouc, adhérent au récipient, sur la vis du soufflet ; et l'appareil est prêt à fonctionner.

On n'a qu'à prendre le récipient de la main gauche, et à tourner la manivelle du soufflet de la main droite. Il se produit sur-le-champ une abondante rosée de Baume de Tinkal. Le mouvement de la manivelle doit être régulier, et n'avoir pas plus de rapidité, que si l'ouvrier jouait de la vielle.

Mode d'application à la vigne. — Ainsi armé, l'ouvrier place son récipient sous un cep, et couvre de rosée la face inférieure des feuilles de cette partie de l'arbuste, en portant son récipient tour à tour au milieu, à droite, à gauche, en avant et en arrière.

Il relève son récipient, le plonge dans le milieu du cep, et injecte de rosée cette région médiane, dans tous les sens, comme il l'a fait au-dessous. Il termine, en aspergeant la face inférieure des tiges supérieures.

Il suffit à un ouvrier exercé de trente secondes, et de vingt à vingt-cinq tours de manivelle, pour couvrir de rosée la face inférieure des feuilles d'un cep ordinaire, en pleine végétation d'été.

Précautions à prendre. — Il est nécessaire d'instruire l'ouvrier de quelques précautions indispensables, pour qu'il soit parfaitement maître de son appareil :

1° Immobiliser le soufflet sur la hanche droite, en serrant convenablement la ceinture et le sous-cuisse. Sans cela la caisse éprouverait des secousses saccadées et gênantes.

2° Apporter la plus grande attention à ce que le tuyau en caoutchouc, qui unit le soufflet au récipient, ne se coude pas brusquement ; autrement le coude intercepterait l'air insufflé, et refoulerait cet air comprimé dans le soufflet, qui en éclaterait assurément.

3° Tenir le récipient bien horizontal, afin que le jet de rosée soit perpendiculaire à la face inférieure des feuilles.

4° Boucher avec soin l'ouverture de l'entonnoir, de peur qu'il ne s'y introduise des impuretés. Si on s'en aperçoit, il est urgent de vider le récipient, et de le laver à l'eau claire, afin de le nettoyer. Sinon, les pulvérisateurs en verre peuvent s'obstruer. On en est prévenu par la diminution ou l'arrêt du jet d'un de ces pulvérisateurs. Dans ce cas, on arrête le travail, et on désobstrue le pulvérisateur avec un crin. Ou bien, si quelque difficulté se présente, il est préférable de changer ce pulvérisateur.

Pour cela on enlève, en la tirant de bas en haut, la cuirasse en zinc, qui protège les tubes en verre ; on change celui qui est bouché, et on replace la cuirasse. Cette opération de rechange est prompte, dès qu'on connaît le maniement, réellement simple et facile de l'appareil.

5° Dévisser le tuyau en caoutchouc, qui unit le soufflet au récipient, dès que le travail du jour est terminé.

6° Pratiquer le drosogénage par un temps sec et ne menaçant pas de pluie, dans les vingt-quatre heures.

Drosogénage du milieu de juillet. — Le traitement de mai fortifie la vigne, et commence à la délivrer de ses ennemis. Mais il importe de répéter le drosogénage au milieu de juillet, c'est-à-dire à l'époque de la réinvasion estivale.

Par ce moyen, on administre à la vigne une seconde dose d'antiseptique pour les racines, et on détruit les phylloxeras aptères, qui se sont aventurés sur les feuilles.

Ce second drosogénage se pratique comme le premier.

Drosogénage de fin d'août. — Nous sommes arrivés à l'époque de l'invasion des femelles ailées, qui viennent de près ou de loin propager les désastres. Ces femelles vont pondre les œufs, qui donnent naissance aux sexués. Ces phylloxeras mâles et femelles s'accouplent et régénèrent la colonie.

Le drosogénage de la fin août est celui qui réclame le plus d'attention. Il ne faut pas craindre d'inonder les ceps de rosée de Baume de Tinkal ; car on est sûr, à ce moment, de détruire une grande quantité de ces couples de ravageurs, et d'éloigner par le même moyen les essaims nouveaux d'ailées, qui tenteraient de s'abattre sur le vignoble.

Effet produit par ce traitement. — Ces trois doses successives de rosée de Baume de Tinkal, absorbées par la face inférieure des feuilles, possèdent chaque fois une triple énergie : 1° elles tuent les pucerons sur les parties aériennes de la vigne ; 2° elles en éloignent les femelles ailées et les phylloxeras migrateurs ; 3° absorbées par les feuilles, elles pénètrent jusqu'aux radicelles, tuent les pucerons souterrains, et anéantissent dans les canaux séveux les sporules infectieux inoculés par l'insecte.

Joignez à cela l'action ovicide du badigeonnage au Chrysol Martial, qui détruit l'œuf d'hiver, et tonifie la vigne ; et vous aurez une idée exacte et complète de ma méthode de traitement des vignes phylloxérées.

Prix du traitement complet. — Il faut à peine 60 litres de Chrysol Martial, et 20 litres de Baume de Tinkal, pour un hectare de vigne, de 20,000 ceps. Les 60 litres de Chrysol ne reviennent pas à plus de 20 francs ; et les 20 litres de Baume de Tinkal, à plus de 25 à 30 francs, soit 45 à 50 francs au plus d'agents médicamenteux, pour traiter un hectare de vigne.

J'ai calculé que, Chrysol Martial et Baume de Tinkal compris, le traitement complet d'une vigne phylloxérée en doublait à peine le prix des façons.

Dans nos régions, nous donnons en général quatre façons, dont une pour la taille. Le prix moyen varie, suivant les terrains, de 150 à 200 francs par hectare. Je ne pense pas qu'un traitement annuel, d'après ma méthode, coûte plus de 200 francs.

En effet, au mois de mai, la vigne n'est pas chargée de feuilles, et le drosogénage s'y fait bien plus rapidement qu'en juillet et août. D'un autre côté, je prends pour base de mes calculs, 24,000 ceps à l'hectare, chiffre qui est loin de se rencontrer dans la généralité des vignobles.

Cette méthode, entièrement nouvelle dans son esprit et son application, présente en outre une parfaite innocuité, une grande économie et une efficacité remarquable.

Elle permet de conserver nos vieux cépages français; et, pourvu qu'elle soit appliquée, avant la troisième année de l'invasion, c'est-à-dire avant la mortification irrémédiable de la vigne, elle la ressuscite, et la préserve désormais des attaques du phylloxera.

Postface. Parvenu au terme de ce travail, je me demande l'accueil qui lui est réservé. Peut-être est-ce un peu tard, pour y songer ; aussi bien, je l'abandonne à sa destinée.

On ne me fera certes pas un crime d'avoir essayé des moyens nouveaux contre le phylloxera ; mais on attaquera l'idée fondamentale de ma doctrine et les bases de sa conception théorique. Elle est cependant entourée de toutes les garanties scientifiques désirables. Les principes d'histoire naturelle et d'organographie végétale, sur lesquels elle repose, sont puisés aux meilleures sources, et ont cours dans la science. Lorsque j'affirme des faits physiologiques, qui ne font pas encore foi, j'ai soin de m'appuyer expressément sur des expérimentateurs autorisés et dignes de confiance.

Je m'attends à être combattu vivement ; et je ne m'en afflige point, car je ne redoute rien tant que l'indifférence.

Ma méthode est trop jeune pour s'imposer de haute lice ; elle est née d'hier, et fait son entrée dans le monde agricole. Je guiderai ses premiers pas avec la foi, qui aplanit les difficultés et renverse les obstacles.

L'idée est neuve; la théorie, vraie; la voie, nouvelle.

Forward !

Roanne, le 16 février 1880.

TABLE DES MATIÈRES

DEUXIÈME PARTIE

DE LA MALADIE PHYLLOXÉRIQUE

TROISIÈME PARTIE

TRAITEMENT DE LA MALADIE PHYLLOXÉRIQUE

FIN DE LA TABLE DES MATIÈRES

2(3 80. — Corbeil. — Typ. et stér. Crété

2650 — CORBEIL, Typ. de CRÉTÉ

www.ingramcontent.com/pod-product-compliance
Ingram Content Group UK Ltd.
Pitfield, Milton Keynes, MK11 3LW, UK
UKHW020210250726
13967UKWH00003B/1382

9 782012 985438